JN308435

知って防ごう

かぜと新型インフルエンザの
基 礎 知 識

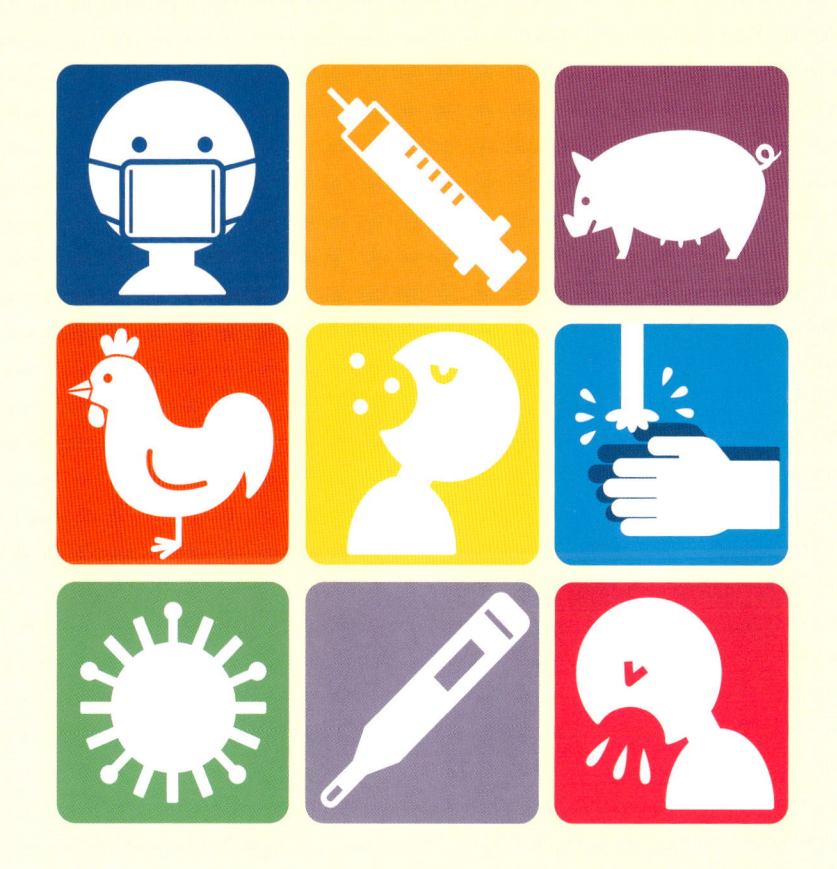

少年写真新聞社

目　次

はじめに 4

第1章　かぜとインフルエンザは仲間？　5

1　「かぜ」って何だろう？ 6
2　かぜの原因 8
3　かぜの主な原因となるウイルスたち 10
4　インフルエンザ 12
5　SARS／マイコプラズマ肺炎 20

第2章　体の中にウイルスが入るとどうなるの？　23

1　「ウイルス」って何だろう？ 24
2　ウイルスの侵入（ウイルスの感染を受ける） 27
3　体内でのウイルスとの戦い 30

第3章　かぜとインフルエンザの予防と治療　39

1　感染症予防の基本 40
2　毎日できる予防法 43
　①手を洗う 43
　②マスク 46
　③うがい 48
　④食事・生活リズム・慢性疾患のコントロール 50

3 インフルエンザワクチン　　52
4 インフルエンザのサーベイランス　　54
5 病院でのかぜ、インフルエンザなどの診察　　56
6 かぜやインフルエンザの薬　　57
　①かぜ薬　　57
　②抗インフルエンザ薬　　58

第4章　新型インフルエンザ（H1N1）　　59

1　2009年の新型インフルエンザの発生　　60
2　新型インフルエンザの症状・検査・治療法　　63
3　新型インフルエンザの予防　　67

おわりに　70
著者紹介　71
写真提供一覧　72

はじめに

　かぜにかかったことのない人はいないでしょう。インフルエンザは、かからない人もときにはいますが、1回や2回はかかり、結構つらい思いをした人は多くいます。軽い症状は「かぜ」、流行が急に広がる強い症状は「インフルエンザ」、と思えばだいたい間違いがないようですが、では熱が38度5分以下がかぜで、それ以上がインフルエンザだとか、かぜは頭痛でインフルエンザは足腰が痛い、などときれいに区別することはできません。両方が重なり合っている、境目のはっきりしない症状の時はいくらでもあります。

　治ってしまえば別にどちらでもいいことなのですが、病気というのはその原因がだんだん分かってくると、予防法、治療法、学校を休む休まない、治った後もしばらく気をつける必要があるのかないのか、誰かにいつうつすかなど、いろいろの違いがあることが分かってきます。

　しかしありふれた病気なのに分からないことがいっぱいあります。インフルエンザウイルスは夏にはどこにいるのでしょう？　かぜはどうして冬になるとかかるのですか？　などというのは、最も簡単そうですが、実は答えに苦しむ質問です。

　この本では、分かっているようでよく分かっていない「かぜ」そして「インフルエンザ」について、その原因、症状、ウイルスなどに抵抗を示す免疫、予防法、治療法などを、できるだけ分かりやすく説明をしたつもりです。体の仕組みや病気などに興味のある小中学生、あるいは養護の先生などにも読んでいただき、「かぜ」や「インフルエンザ」をよく知るきっかけになれば幸いです。

第 1 章

かぜとインフルエンザは仲間？

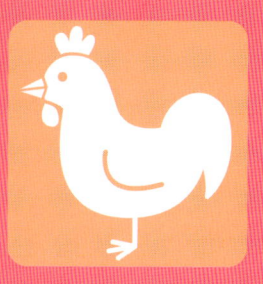

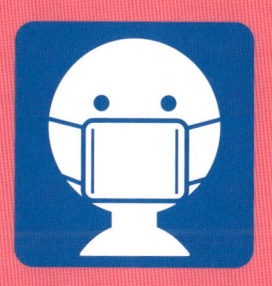

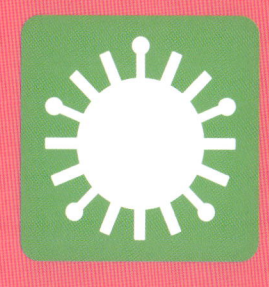

1 「かぜ」って何だろう？

ポイント

> かぜの症状は、くしゃみ、鼻みず、せき、微熱など。ほとんどは自然に治るが、こじらせることや、同じような症状で始まるほかの感染症などに注意。かかって当たり前、しかし甘く見過ぎてもいけないのが「かぜ」。

かぜってどんな病気？

　かぜは、くしゃみや鼻づまり、鼻みず、せき、熱（微熱）などの呼吸器に症状の出るものをひっくるめた、昔から使われている病気の名前です。かぜのほとんどは自然に治ってしまいますが、中には「中耳炎」を起こしたり、「肺炎や気管支炎」に病気が進行したりするものもあります。「おなかの痛み、気持ちの悪さ、下痢」などの症状が出てくると、「おなかのかぜ」と言うこともあります。よくある病気で自然に治るものを分かりやすく「かぜ」と表現したものと思います。

　漢字では「風邪」とか「感冒」「寒冒」と書くことがあります。感冒はまさにうつる（感染する）ものであり、何か病原体が悪さをするように見えます。「寒冒」は、どうも暑さ寒さの変化が関係するもののようです。
「かぜは万病のもと」とよく言われます。かぜをこじらせて悪化することへの警戒の意味があるのでしょう。病原体の感染によって生ずる「感染症」の多くはかぜ様の症状（かぜみたいな症状）で始まることが多く、その初期にはかぜかどうかの区別がつかないところから、かぜのような症状があってもほかの病気かもしれないということを忘れないように、という意味もあると思います。

　かぜをひかないようにしましょう、というのはなかなか無理な話です。少しくらいのかぜ症状が出ても耐えられるような丈夫な体を作る方が、かぜをひかないように家の中に引きこもっているよりよほど健康的です。また軽いかぜをひくことによって、人は抵抗力を増し、丈夫になります。た

とえば、けんかと同じで、けんかをあまりしたことのない人が突然けんかをすると、手加減や程度を知らないで大けがをしたりさせたりしがちです。同様に、かぜをひいたことがないと抵抗力もつきません。かぜはひいても構わない、しかし悪くならないように、ほかの病気を見落とさないようにしておくことが大切です。

　適度にかかることが当たり前であるかぜ、しかし甘く見過ぎてもいけないかぜ。現代においても「たかがかぜ」の対策はなかなか難しいものです。

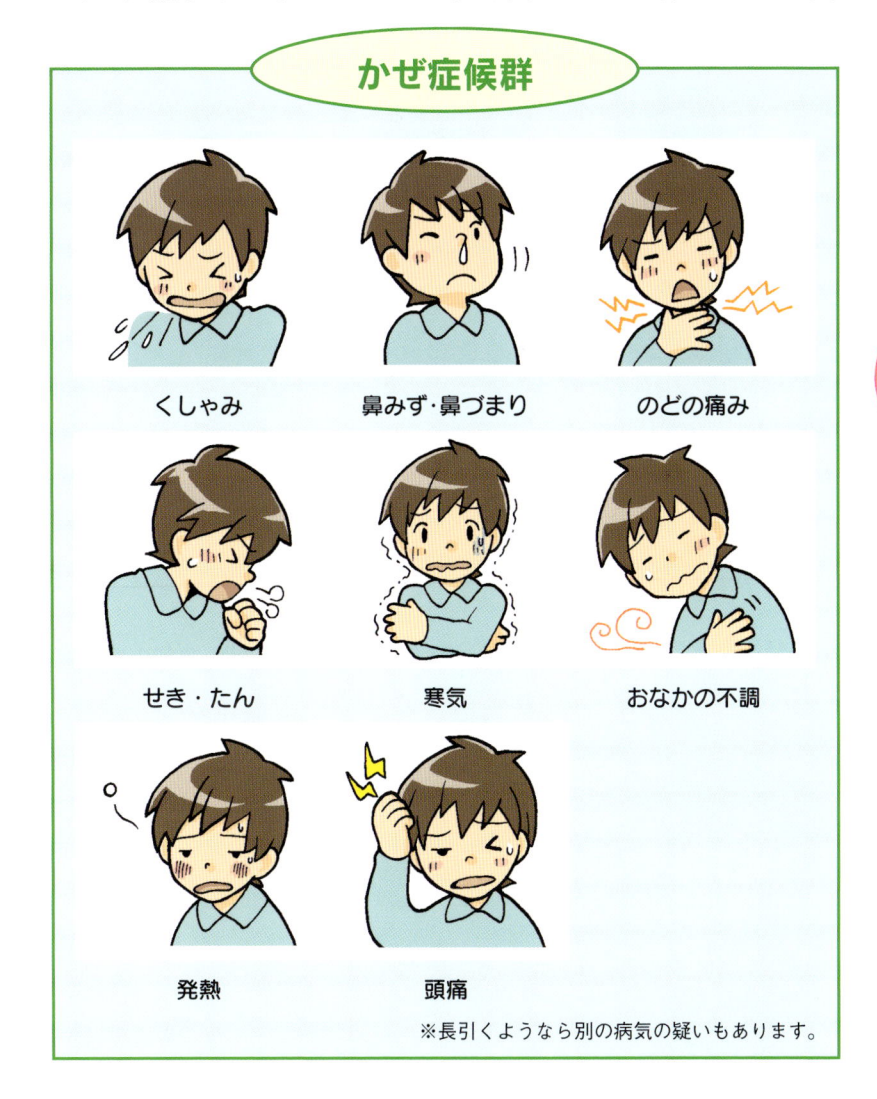

かぜ症候群

くしゃみ	鼻みず・鼻づまり	のどの痛み
せき・たん	寒気	おなかの不調
発熱	頭痛	

※長引くようなら別の病気の疑いもあります。

2 かぜの原因

──ポイント──

> かぜの主な原因はさまざまな種類のウイルス。抗生物質は細菌には効くがウイルスには無効。だからかぜの治療は難しい。インフルエンザの症状はかぜよりも強いが、重めのかぜとの区別は名医でも難しい。

かぜの主な原因はウイルス

　寒さや冷えからだけでも「かぜの症状」はあらわれます（寒冒）。体力が落ちていると症状が強くなることもあります。しかしこのようなかぜは、人にはうつらないでしょう。うつるかぜは、病原体が原因となっていて、人から人へうつることがあります（感冒）。病原体には、細菌やウイルス、真菌（かび）や、寄生虫・原虫などがあります。かぜのほとんどは、さまざまなウイルスが原因となります。

　症状が同じであれば、原因は何であってもよいようですが、その原因を区別することは医者側にとっては重要です。なぜなら、その原因によって、症状が悪化しやすいものであったり、学校を休む必要のあるものであったり、症状が同じように見えても全く違う病気であったりすることがあるからです。また細菌には抗菌薬（抗生剤など）が効くことが多いのですが、ウイルスには効きません。抗ウイルス薬は、細菌には効きません。つまり治療方法の選び方が違ってきます（p.58参照）。

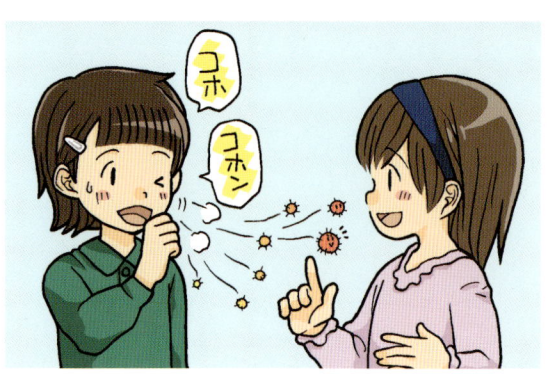

インフルエンザもかぜの一種？

　インフルエンザという病名は、鼻みずやせきだけでなく、ぞくぞくするような感じに続いて突然高熱が出て、足腰や筋肉が痛くなる激しい症状で、あっという間に流行が広がるという特徴を持った病気につけられたものです。江戸時代の医書にも悪性の疫病（流行病）「インフリュエンザ（印弗魯英撒）」と書いてあるものがあり、いろいろな国から持ち込まれたと考えられます。

　伝染病と言われた人にうつる病気、今でいう感染症の原因がだんだん分かってくると、「かぜ」と名づけられた軽い病気は、いくつもの細菌やウイルスが原因であることが分かってきました。またインフルエンザという、特徴を持った症状の激しい病気の原因は、一種類のウイルスであることが見つかり、これにインフルエンザウイルスという名前がつけられました。

　しかし、さらに研究が進むと、軽い病気である「かぜ」の中にもインフルエンザウイルスが時々見つかることが分かりました。インフルエンザという病気が完成しないうちに、かぜのような軽い症状でとどまって治ってしまうのでしょう。つまり「かぜ」の一部にはインフルエンザウイルスが原因となるものがあるのです。一方、「インフルエンザ」のような激しい症状を起こす病気の一部にも、インフルエンザウイルス以外のウイルスでかぜの原因になるウイルスが時に見つかることも分かりました。つまりかぜの原因となるウイルスが時にはインフルエンザのような強い症状を起こす原因になることもあるのです。重めのかぜと、軽めのインフルエンザの区別が難しいのは、こんなところに原因があるようです。

かぜとインフルエンザの症状の違い

	かぜ	インフルエンザ
症状の出始める場所	局所（鼻・のど）	全身
進み方	ゆるやか	急激
発熱	37〜38℃未満の熱	38℃以上の高熱
主な体調の変化	くしゃみ、鼻みず・鼻づまり、のどの痛みなど	足腰や関節に強い痛み・悪寒など
治るまで	一定ではない	7〜10日くらい（熱が下がってから2日間は学校の出席は停止）

インフルエンザウイルス

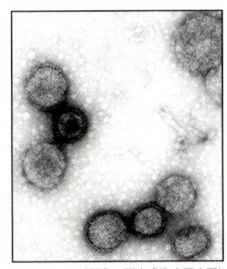

（写真：国立感染症研究所）

3 かぜの主な原因となるウイルスたち

ポイント

「かぜ」は、いくつもの細菌やウイルスが原因となるが、中でも圧倒的に多いのはウイルス。かぜの原因となるウイルスは、通常はおとなしいが時に重い合併症を起こすことがある。軽い病気でも症状の変化には注意が必要。

「かぜ」と名づけられた軽い病気は、いくつもの細菌やウイルスが原因であることが分かってきました。その中でも圧倒的に多いのはウイルスと呼ばれる目に見えない微生物です。またこれらのかぜの原因となるウイルスは気まぐれで、普段はおとなしいのですが時に肺炎や、胃腸炎、髄膜炎、肝炎や心筋炎など、合併症を起こすことがあります。「かぜは万病のもと」と注意されるのは、こんなところにも理由があるのでしょう。

かぜのように思えても、高熱が出たり、頭痛、吐き気、顔色の悪さ、激しい下痢などのあるとき、あるいは微熱やしつこいせきの続くときなどは、かぜと思い込まないで、医師に見てもらうようにしましょう。

主なウイルスとその症状

ライノウイルス

ライノRhinoは、鼻の意味で、文字通りの鼻かぜウイルス。大人の鼻かぜの代表。特に春と秋に多く、夏にもあるがかぜシーズンの冬にはあまりない。100以上の血清型があり、いろいろな型に年中かかることになる。患者のせきなどによって生じた飛沫を吸い込んで感染したり、鼻みず中のウイルスが付着したものに触れた手で自分の鼻の中、口の中、眼に触れて感染したりするので、手をよく洗うことが予防のために重要。

(写真:富山大学大学院医学薬学研究部　ウイルス学教室教授 白木公康先生)

コロナウイルス

（写真：国立感染症研究所）

ヒトのコロナウイルスは鼻かぜウイルスとしてよく知られているが、動物ではマウスの肝炎ウイルス、豚伝染性胃腸炎、鶏伝染性気管支炎、猫伝染性腹膜炎などさまざま。変異が激しく、SARSの原因であることが判明したSARSコロナウイルスは、動物コロナウイルスが変異をしてヒトに感染したものではないかと言われている(p.20参照)。(写真はSARSコロナウイルス)

アデノウイルス

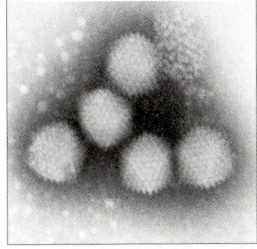

（写真：富山県衛生研究所ウイルス部）

アデノウイルスは51の血清型があり、鼻かぜの原因にもなるが、咽頭結膜熱、咽頭炎、扁桃炎、肺炎などの呼吸器疾患、流行性角結膜炎などの眼疾患、胃腸炎などの消化器疾患、出血性膀胱炎などの泌尿器疾患、その他肝炎、膵炎や脳炎など、いろいろな症状を引き起こす。鼻かぜより高熱であり、しかも長引くことが少なくない。プール熱と言われることもあるが、プールだけでうつるとは限らない。

エンテロウイルス

（写真：国立感染症研究所）

エンテロとは「腸」の意味で、ウイルスはヒトののどだけではなく、腸管内でよく増える。小児にとって夏季の発熱、発疹、下痢の原因となりやすく「夏かぜの原因」などと言われることもある。ポリオ、コクサッキー、エコー、エンテロなどと分離され、さらにそれぞれに血清型があり、ヒトに感染症を起こすエンテロウイルスは66種類ある。手足口病、ヘルパンギーナ、髄膜炎、脳炎、心筋炎、神経麻痺の原因ともなる。

RSウイルス

RSウイルスのRは呼吸器Respiratoryの意味がある。何回も感染を受けて次第に免疫が強くなるので、幼児から学童になると鼻かぜの原因となるが、初めて感染を受ける新生児や乳児では、肺炎や気管支炎を起こしやすい。1歳以下では中耳炎を合併することもある。心臓の病気などを持っていると重症になりやすく、また新生児や乳児では急にあらわれる呼吸困難から突然死につながるようなこともある。注意しなくてはいけないウイルスの一つ。

4 インフルエンザ

ーポイントー

　インフルエンザの特徴的な症状は、ぞくぞくとした感じに続く38〜40度くらいの高熱。あちこちの痛みとだるさが4〜5日ほど続き、回復には7〜10日かかる。お年寄りのだらだら続く熱や頑固なせきと息苦しさは肺炎、また、幼児の意識障害やひきつけは急性脳症を併発する危険信号。小学生以上では、異常行動が出ることもある。日本でのインフルエンザは、毎年11〜12月ごろから発生が始まり、1〜3月の間のどこかでピークとなる。

　流行が早く始まる年・遅い年、流行が大きい年・小さい年などさまざまだが、人口の5〜15%が毎年インフルエンザにかかって医療機関へ行く。

インフルエンザの症状

　インフルエンザウイルスの感染を受けると、このウイルスにある程度の免疫を持っている人は症状が出ないか、かぜ症状程度で治ってしまいますが、免疫がない、あるいは十分ではない人は、インフルエンザの症状が出てしまいます。特徴的な症状は、ぞくぞくとした感じに続いて38〜40度くらいの高熱となり、あちこち痛く、だるくなります。せき、鼻みず、くしゃみなどもあります。この症状は4〜5日ほど続き、回復には7〜10日かかります。ウイルスの感染を受けてから熱が出るまで（潜伏期間）は1〜3日で、熱の出る少し前からウイルスを外に出し始めるのでほかの人にうつす可能性があります。熱の最も高い時期が、のどなどから外に出すウイルスの量は最も多くなり、また熱が下がっても1〜2日は少量のウイルスを出す可能性があります。熱がぶり返すこともあるので、学校保健安全法施行規則では熱が下がってから2日間は登校しないように、としています。ほとんどの人は自然に回復しますが、治っても数日間だるさが残ったりします。

インフルエンザの症状と治るまでの日数

- 高熱
- だるさ 筋肉痛
- 鼻みず・鼻づまり
- せき・たん
- 頭痛
- 寒気
- くしゃみ
- のどの痛み

4〜5日間

完全に回復するまでは7〜10日かかります。

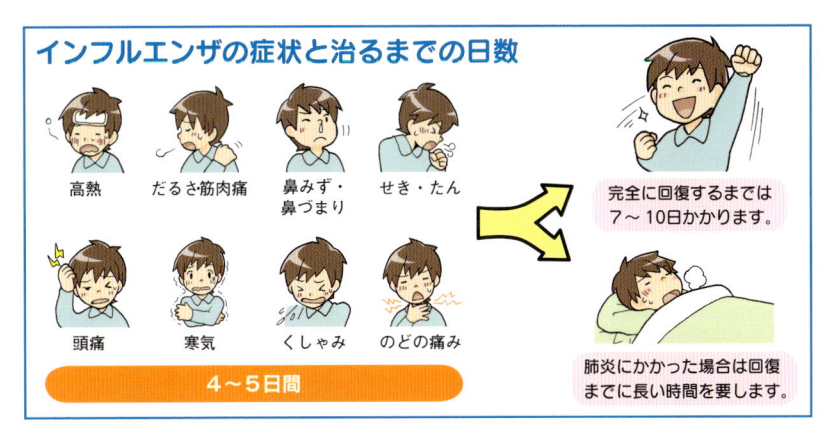

肺炎にかかった場合は回復までに長い時間を要します。

　インフルエンザはかぜより合併症が発生しやすい病気です。お年寄りは肺炎を起こしやすく、肺炎が死の原因になることが多く要注意です。1〜6歳くらいの幼児は、まれですが急性脳症を起こすことがあります。お年寄りの肺炎はインフルエンザになってから数日して症状が出ますが、幼児の急性脳症は熱が出てから24〜48時間以内にあらわれます。意識がはっきりしない、わけの分からないことを言う、けいれん（ひきつけ）を起こすなどは、危険信号と考えた方がよいでしょう。そのほかに、突然の異常行動、熱性けいれん、脱水症、筋炎（突然足がつったようになる）などが合併症として知られています。

インフルエンザが流行する季節

　日本でのインフルエンザは、毎年11〜12月ごろから発生が始まり、1〜3月の間のどこかでピークとなり、4〜5月にかけて消えていきます。早く流行が始まる年もあれば、遅い年もあり、また流行が大きい年、小さい年などさまざまです。しかし流行が全くないという年はなく、少なくとも人口の5％、多いと15％くらいの人が毎年インフルエンザにかかって医療機関に行くと考えられています。また最近は初夏から夏にかけてインフルエンザが地域的に流行することがあります。

　これは北半球の温帯地方の特徴で、南半球では季節が逆になるので日本の夏シーズンに冬の流行となり、熱帯地方に行くと1年中だらだらと続いたりします。香港周辺では1年に2回のインフルエンザシーズンがあります。

インフルエンザの原因は？
～インフルエンザは１度かかるともうかからない？～

　インフルエンザは、インフルエンザウイルスの感染が原因です。インフルエンザウイルスには、A型、B型、C型の３種類があります。A型インフルエンザウイルスは、トリやブタ、ウマなどさまざまな動物に感染し、144種類もの小さな分類ができると言われています（亜型）。B型は２種類、C型は１種類のみで、ヒトにしか感染しません。A型インフルエンザウイルス、B型インフルエンザウイルスの感染を受けると、p. 9で説明したような特徴あるインフルエンザの症状が出やすくなります。（C型は、一般的に「かぜ」と言われる症状とほぼ同じであることが多いのですが、はっきりとした流行パターンをとっていません。）

　感染症には、１回かかると体の中に免疫ができて、２度と同じ病気にかかることのない「二度なし病」があります。麻疹（はしか）、風疹、水痘（みずぼうそう）などは典型的な二度なし病で、そのためにワクチンの効果も長持ちします。一方、ヒトが何回もかかる感染症もあります。かぜや胃腸炎も何回も繰り返しますが、インフルエンザは何回もかかる代表的な感染症です。

　原因がすべて分かっているわけではありませんが、一つは人間の側の問題で、ウイルスがのどなどの呼吸器の上部（下部は気管支や肺）で増えても、全身の強い免疫はあまりできません。従って免疫の記憶が長く続きません。さらにインフルエンザウイルスはウイルスの構造の「変異」を繰り返し、毎年のように少しずつ新しい型に変身しています。ヒトは新しい型のインフルエンザウイルスに出会うと、それまでの免疫では戦力としては十分ではなく、インフルエンザの症状をまた出してしまいます。

A型、B型、C型インフルエンザウイルスの違い

	A型	B型	C型
種類（亜型）	144種類	2種類	1種類
感染する動物	トリ、ウマ、ヒトなど	ヒトのみ	ヒトのみ

インフルエンザウイルスの変異って何？

ウイルスは、その遺伝子の構造からDNAウイルスとRNAウイルスに大きく分けられますが、RNAウイルスはDNAウイルスに比べて変異のスピードの速いウイルスで、インフルエンザウイルスはRNAウイルスに分類されます。インフルエンザウイルスはA型もB型も、毎年のようにウイルスの表面の構造や、遺伝子の変化を繰り返しています。つまり変異のしやすいウイルスの代表です。

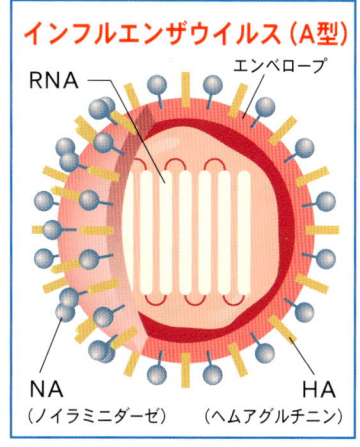

インフルエンザウイルス（A型）
RNA／エンベロープ／NA（ノイラミニダーゼ）／HA（ヘムアグルチニン）

　A型インフルエンザウイルスの表面にはヘムアグルチニン（HA）という突起（スパイク）と、ノイラミニダーゼ（NA）という突起の2種類があり、これが体の細胞への侵入、あるいは細胞の中で増えたウイルスが細胞の外に飛び出るときに作用しますが、このHAとNAの構造は、毎年のように少しずつ変化をします。しかしウイルスの構造そのものに大きな変化があるわけではなく、この変化を小変異（あるいは連続変異）と言います。つまり少し見てくれを変えたウイルスが生まれるのですが、少し見てくれが変わるとやはり人は新しいものに引きつけられ、またインフルエンザにかかってしまいます。まるで、自動車が毎年のように少しずつモデルチェンジをして目先を変えて登場するようなものです。

　しかしあまり小さい変異を続けていると、人に飽きられてしまうのか、A型インフルエンザウイルスは十〜数十年に1回ほど、HAやNAの基本的な構造を変えて、大きな変異をしたものに置き換わります。これを大変異（もしくは不連続変異）と言います。自動車に例えれば、フルモデルチェンジ車の登場で、同じ名前はついていても、見た目も性能もかなり違っています。そのような装い新たなウイルスには人は全く免疫がないため、たちまちのうちに多くの人がかかり、また重症になる人も増えてしまいます。これが新型インフルエンザです。

動物の間で感染する「インフルエンザ」

　A型インフルエンザは144種類もの分類（亜型）があるという話をしましたが、現代のヒトには、このうちA／H1N1（ソ連型）とA／H3N2（香港型）のたった2種類しか流行していません。過去にはA／H2N2（アジア型）や、A／H1N1（スペイン型）などが流行していた時代もあります。ではほかのウイルスはどこにいるのでしょうか。今までにブタ、ウマ、アザラシ、クジラ、ミンクなどいろいろな動物にインフルエンザウイルスが感染していたことが分かってきていますが、鳥類は最も多くのインフルエンザウイルスの感染を受ける動物です。中でも渡り鳥であるカモ（水禽類）は、144種類のほとんどのウイルスに感染をしているのではないかと考えられています。ヒトのインフルエンザは呼吸器でウイルスが増えますが、鳥類はおなか（消化管）でウイルスが増えます。さらに多くの場合、カモ類は病気になることなく、ウイルスをおなかで増やしながら、各地を飛び回り、糞とともにウイルスもまき散らすことになります。

インフルエンザに感染する動物たち

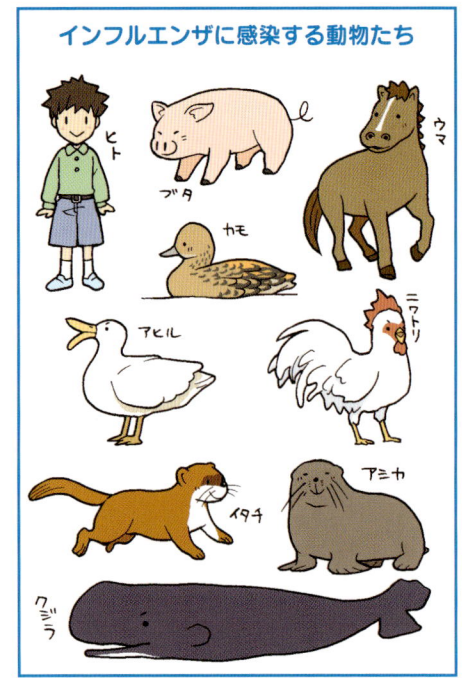

　インフルエンザウイルスは、ある動物から異なった動物種へはなかなか感染しない（うつらない）のですが、それはインフルエンザウイルスの遺伝子のほんのわずかな部分が異なることによって、その動物の細胞に侵入しやすいタイプと侵入しにくいタイプがあるためのようです。この違いを「レセプターが異なる」と言います。いわば鍵と鍵穴の関係で、目に見えない少しの違いで、鍵が開かず侵入を防いでいます。しかしここにたまたま遺伝子の変化が生じ、

しかもレセプターの構造に関係する部分の変化が起きると、鍵と鍵穴の関係は突然開きやすくなり、ウイルスはほかの動物に侵入してその動物の間で感染が広がることが考えられています。つまりトリを起源としたインフルエンザウイルスは、自然界における偶然の積み重ねで、いろいろな動物にウイルスを広げていると考えられるのです（p.25、26参照）。

「鳥インフルエンザ」とは

　カモ類（水禽類）は多くのインフルエンザウイルスに感染しますが、これらのウイルスを含んだ糞をついばんだ同じ鳥類であるニワトリやアヒル、七面鳥など（家禽類）にウイルスをうつしてしまうことがあります。感染しても、ニワトリなどは多くの場合は発病することなく、外目には分かりません。このウイルスを低病原性鳥インフルエンザウイルスと言います（分かりやすくあらわすには、低病原性ニワトリインフルエンザと言った方がよいかも知れません）。一方、ニワトリなどに感染すると、感染したニワトリがたちまち発病し、あっという間に死亡してしまうような病原性の強いインフルエンザウイルスがあります。これを高病原性鳥インフルエンザウイルスと言います。今アジアを中心にして鳥の間で流行が広がっているＡ／H5N1インフルエンザウイルスは、この高病原性鳥インフルエンザウイルスの代表的なものです。

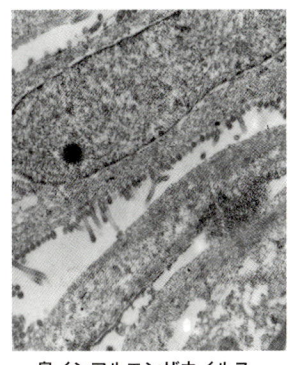

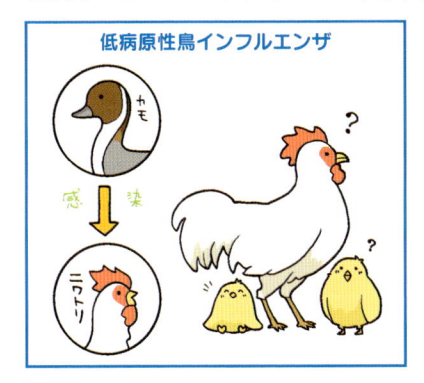

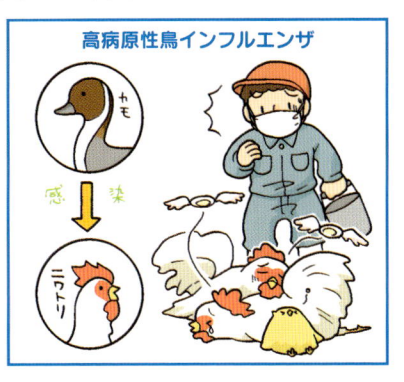

鳥インフルエンザウイルス
（写真提供：農研機構動物衛生研究所）

新型インフルエンザの誕生

　ヒトのインフルエンザウイルスの起源はおそらく鳥のインフルエンザであろうと考えられています。その間にはブタが関係しています。ブタの呼吸器は、ヒトのインフルエンザウイルスという鍵と、鳥のインフルエンザウイルスという鍵が侵入できる鍵穴（レセプター）を持っています。そこで、渡り鳥→ニワトリ類→ブタという感染経路が考えられます。このときにヒトのインフルエンザが流行していると、ヒト→ブタという感染経路も考えられます。偶然の重なりですが、このとき、あるブタが鳥とヒトのインフルエンザウイルスの感染を同時に受けると、ブタの体内で似たウイルス同士でインフルエンザウイルスの遺伝子の組み換え（再集合）が起こり、ヒトに侵入しやすい鍵を持った鳥型のインフルエンザウイルスが生まれることになります。これがヒトにとっての「新型」インフルエンザウイルスの誕生で、これまでのアジア型インフルエンザ（1957年）、香港型インフルエンザ（1968年）はそのようにして発生したと考えられています。

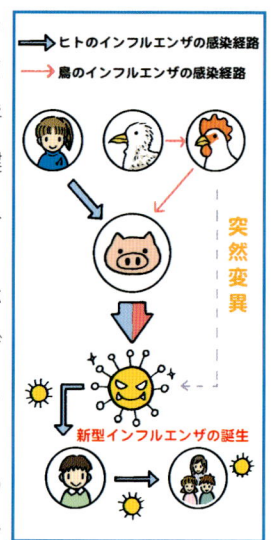

　ニワトリなどから鳥インフルエンザウイルスが直接ヒトに侵入することはないだろうと言われていました。ヒトは鳥インフルエンザウイルスの侵入を受けるレセプターがないためです。しかし1997年、香港で高病原性鳥インフルエンザウイルスA／H5N1がニワトリなどの間で大流行したときに、偶然にこのウイルスに感染したヒトが18名明らかになりました。このヒトに感染した鳥インフルエンザウイルスの遺伝子は、多くの人に侵入しやすいような変化はなく、鳥インフルエンザウイルスの遺伝子型（鍵）のままでした。そのため多くのヒトに感染が広がることはなかったのですが、このウイルスが広くニワトリ類の間で流行すると、ウイルスの遺伝子がヒトに侵入しやすいタイプに突然変異をする可能性が高くなることが心配されました。そうなると、ヒトにとってうつりやすい新たなウイルス（新型ウイルス）

が生じることになり、多くの人に感染が広がります。今、鳥インフルエンザウイルスH5N1が鳥の間で広く拡大しているということは、ヒトにとっての新型インフルエンザが生まれる確率が高くなっている、ということになります。

新型インフルエンザはどうして怖いの？

　例年流行しているＡ型インフルエンザは、1968年に登場したＡ／H3N2（香港型）と1977年に加わったＡ／H1N1（ソ連型）ですが、少しずつマイナーチェンジを繰り返しながら今まで同じタイプのウイルスの流行が続いています。それでも毎年日本では、少ない年で700〜800万人、多いと1500〜1800万人の人がインフルエンザになって医療機関にかかります。これは人口の12〜13％に相当します。毎年の感染で少しずつ免疫が蓄えられていてもこのくらいの人数が病気になるため、新しいウイルスが登場すると誰も免疫を持っていないので、一度に多くの人が感染をする可能性があります。免疫がなければ重症になる人の割合も増えるので、入院が必要な患者数も増えるでしょう。例年流行するインフルエンザの致死率（かかった人の中で死亡する割合）は0.05％ですが、アジア型では0.3％、スペイン型では２％でした。新型インフルエンザの場合の致死率は未知数ですが、少なくともそのくらいの被害を想定して準備をしておく必要があると考えられています。また全く新たなウイルスではなく、例えば1957〜1967年に流行したＡ／H2N2（アジア型）が再登場しても、やはり多くの人は免疫を持っていないので患者数は相当数増えることでしょう。

　病人が増えると、医療機関などが患者であふれるだけではなく、亡くなる人も増加し、また仕事を休む人などが増えると社会が混乱し、パニック状態になります。

　新型インフルエンザの出現を抑え込むことは、今の自然界では無理なことと考えられます。しかしできるだけ患者数を減らし、重症患者を少なくし、社会の混乱やパニックを少なくすることは、人々が努力すればできます。これが新型インフルエンザへの「備え」です。

5 SARS／マイコプラズマ肺炎

ポイント

2002年から2003年にかけて中国から世界各地に広がったSARSの原因は新種のコロナウイルス。マイコプラズマ肺炎の原因は肺炎マイコプラズマという細菌。

SARS（重症急性呼吸器症候群）

2002年11月ごろより中国広東省で原因不明の肺炎が発生し、2003年3月ベトナムのハノイ市、香港などで流行が拡大。そこで感染した人が、カナダ、ドイツ、シンガポールなどに帰国して感染はさらに各地に広がりました。WHO（世界保健機関）はこの原因不明の肺炎について、Severe Acute Respiratory Syndrome：SARS（重症急性呼吸器症候群）と名づけて、世界中に注意を呼びかけました。その後、北京、香港、台湾、シンガポール、トロントなどで流行が広がりましたが、世界中の協力で対策を進め、2003年7月には流行が消えたことが確認されました。世界中でSARSの監視は続けられていますが、2004年北京などでの9例の発生を最後に、新たな患者発生やウイルスの出現は報告されていません。患者数は世界で約8000人、死者は800名弱でした。

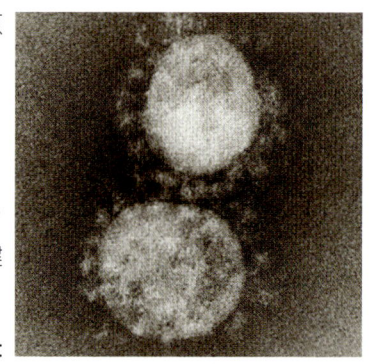

SARSコロナウイルス
（写真：国立感染症研究所）

原因：原因は、新種のコロナウイルスであることが突き止められました。これまで分かっていたヒトに関係するコロナウイルスは、鼻かぜの原因ウイルスでしかなく、SARS患者から見つけられたコロナウイルスは全くこれまでにないウイルスで、SARSコロナウイルスと名づけられました。タヌキやハクビシンから変異したコロナウイルスがヒトに侵入したのではないか

との考えがありましたが、最近では〔コウモリ→ハクビシン→ヒト〕の経路が考えられています。

症状：2～10日間（おおよそ5～6日間）の潜伏期間の後に、急激な発熱、頭痛、全身のだるさ、筋肉や関節の痛みなどインフルエンザと区別できないような症状で始まります。90％の人は回復しますが、10％くらいの人が呼吸困難を起こし、肺炎が急に悪化します。患者は20代の若者と高齢者に多く、小児は少ないという特徴があります。

治療：いろいろな治療法が試みられましたが、良い方法が確認される前に病気が消え去り、不明のままとなっています。ワクチンの開発も行われていますが、多くの人に接種する段階にまではなっていません。

予防：SARSは町の中ではなく病院内で感染が広がりやすい（症状のない人や軽い人からは感染しにくく、肺炎を起こした人が感染のもととなりやすい）ので、病院内での患者の隔離、マスク・ゴーグル・手袋などによる防護、手洗いなどが基本的な予防法として重要です。

マイコプラズマ肺炎

　乳児には少なく、幼児、学童、青年がかかりやすい感染症です。オリンピック開催の年に多く発生すると言われていましたが、今はあまりはっきりした差はなく、いつでもある感染症になってきました。

原因：原因は肺炎マイコプラズマという細菌の感染です。マイコプラズマは、ほかの細菌と異なり細胞壁という構造を持たないという特徴があります。抗菌薬（抗生剤）の多くは、この細胞壁の合成を攻撃して細菌を殺すので、これらの抗菌薬は、細胞壁のないマイコプラズマには効果がありません。

　感染の経路は、患者のせきやくしゃみなどに含まれるマイコプラズマを吸い込んだり

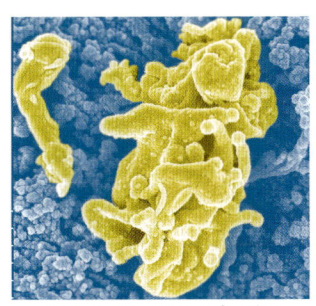

病原体＝肺炎マイコプラズマ
（写真：株式会社超微形態研究所）

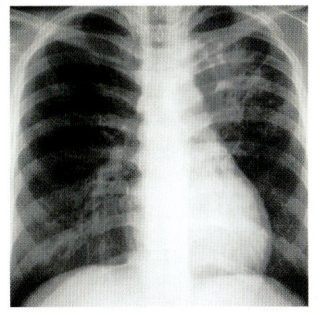

マイコプラズマ肺炎特有の影
（肺のレントゲン写真）
（写真：泉川病院院長　泉川欣一先生）

触ったりしてしまうことによる飛沫感染（p.41参照）。が中心です。患者のすぐそばに長くいることが、感染しやすい条件になります。

　感染すると免疫ができますが、あまり長持ちしないタイプの免疫で次第に弱くなるので、何回もかかってしまう人がいます。

症状：2～3週間の潜伏期間の後に、発熱、全身倦怠、頭痛があらわれ、3～5日すぎてたんがあまりからまない乾いたせきが出てきます。時間がたつとたんがからむ湿ったせきに変わることがあります。体に発疹（赤いぼつぼつ）が出ることもあります。そのまま治ってしまうことも多いのですが、せきや熱が長引くと肺炎を疑う必要があります。

　中耳炎、髄膜炎、脳炎、肝炎、膵炎、溶血性貧血、心筋炎、関節炎、ギラン・バレー症候群、スティーブンス・ジョンソン症候群など、合併症も少なくないので、注意が必要です。

治療：細菌感染の治療によく使われるペニシリン系やセフェム系の抗菌薬は細胞壁の合成を攻撃するので、マイコプラズマには効果がありません。マクロライド系やテトラサイクリン系の抗菌薬が効果があります。

予防：感染した人のそばに長時間一緒にいるのを避ける、いるならマスクをつける、のがよいでしょう。手洗い、うがいをすることは、感染症予防のために大切なことです。

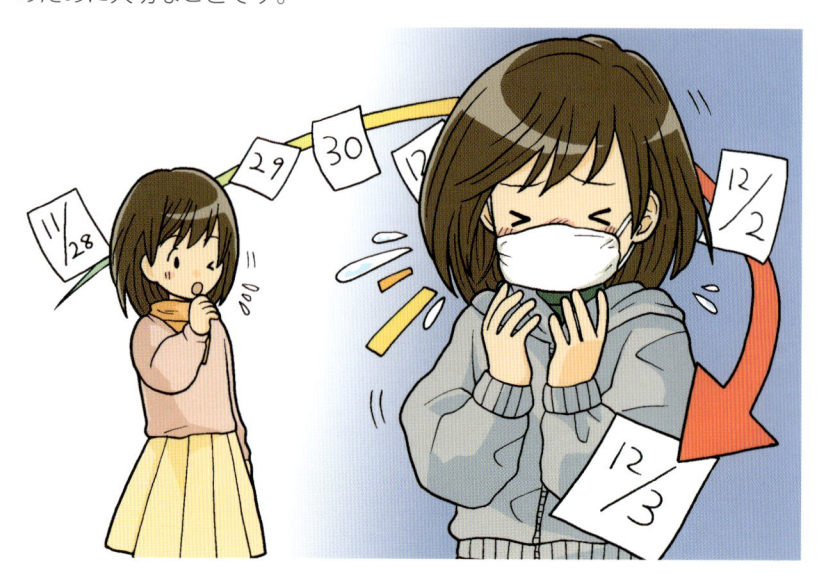

第 2 章

体の中にウイルスが入るとどうなるの？

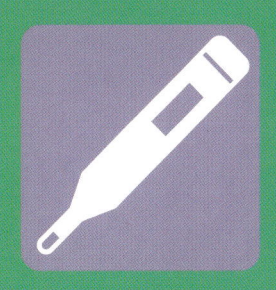

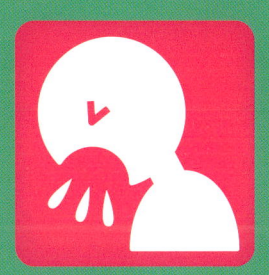

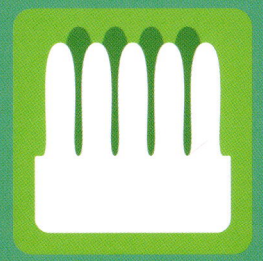

1「ウイルス」って何だろう？

ポイント

細菌やウイルスは、目では見えない「微生物」と呼ばれる小さな生物。ウイルスは内部に核を持ち、細菌は核を持たない。核には、ウイルスのいろいろな性質を決める遺伝子（RNAまたはDNA）がある。

生き物なの？

　細菌やウイルスは、微生物と呼ばれる、目では見えないマイクロメートル単位の小さな生物です。細菌を見ようとすると顕微鏡が必要となりますが、ウイルスは細菌よりさらに小さく、0.数マイクロメートル、つまりナノ単位となり、これを見ようとすると電子顕微鏡という特殊な大型の顕微鏡が必要になります。原虫や寄生虫も微生物の一種ですが、これらは目で見ることができます。微生物には、生体に害を与えない、場合によっては利益になる微生物もあります。一方生体にとって病気の原因となる微生物もあり、これを病原体と言います。かぜのほとんどは、さまざまなウイルスが原因となります。インフルエンザは、インフルエンザウイルスが原因となります。

　微生物とは、「非常に小さい生物」の意味です。生物は周りに適度な栄養

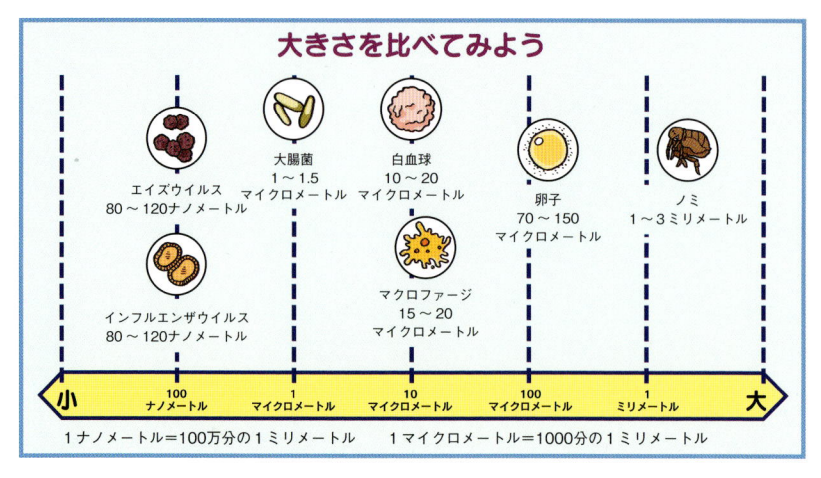

大きさを比べてみよう

名称	大きさ
エイズウイルス	80～120ナノメートル
インフルエンザウイルス	80～120ナノメートル
大腸菌	1～1.5マイクロメートル
白血球	10～20マイクロメートル
マクロファージ	15～20マイクロメートル
卵子	70～150マイクロメートル
ノミ	1～3ミリメートル

小　100ナノメートル　1マイクロメートル　10マイクロメートル　100マイクロメートル　1ミリメートル　大

1ナノメートル＝100万分の1ミリメートル　　1マイクロメートル＝1000分の1ミリメートル

分と水分と温度があれば、自分の仲間を増やすことができます。これを自己増殖といいます。肉汁・塩分などを寒天と混ぜて、ガラス皿（シャーレ）に入れて固め、そこに細菌をのせ、体温くらいの温度の場所に置いておくと、シャーレの寒天の上で細菌はどんどん増えていきます。これを「培養」する、と言います。しかし、ウイルスをこの寒天の上に置いても増えていきません。ウイルスが増えるためには、動物や植物の「細胞」が必要です。ウイルスはウイルス自身で仲間を増やすことはできず、動物や植物の細胞に入り込み、その細胞の成分を利用して仲間を増やすのです。つまりウイルスの持つ遺伝子の複製を細胞の中で行うのです。そして細胞の中で増えたウイルスは細胞から飛び出してまた次の細胞に入り、さらに仲間を増やします。ですからウイルスを人工的に増やそう（培養しよう）とすると、動物や卵あるいはその組織や細胞などを必要とします。

　ウイルスはこのように自分で増殖ができないので、「生物」とは言い切れないのですが、ウイルスは内部に自分の仲間を増やす暗号情報（遺伝子情報）を持っているので、無生物とは異なります。生物と無生物の中間のような物ですが、「微生物」として分類されています。

ウイルスの形と構造

　小さいウイルスにも大小があり、その形も球形、角形、細長いものなど、さまざまです。インフルエンザウイルスは直径80〜120ナノメートルの球形、あるいはひものような形をしています。内部のたんぱく質の構造から、A型、B型、C型と分けられます。B型、C型は人だけに感染しますが、A型はいろいろな動物に感染し、それぞれの動物によって感染しやすいインフルエンザウイルスがあります。インフルエンザウイルスには「エンベロープ」という脂質の膜があり、その表面にはヘムアグルチニン（HA）という突起（スパイク）と、ノイラミニダーゼ

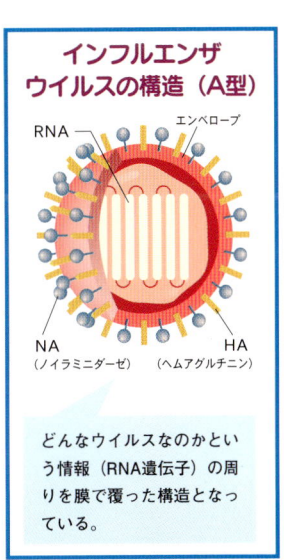

インフルエンザウイルスの構造（A型）

RNA　エンベロープ

NA（ノイラミニダーゼ）　HA（ヘムアグルチニン）

どんなウイルスなのかという情報（RNA遺伝子）の周りを膜で覆った構造となっている。

（NA）という突起の2種類があり、これが細胞への侵入、あるいは細胞内で増えたウイルスが細胞の外へ飛び出るときに作用します。エンベロープはアルコールに弱いので、エンベロープを持っているウイルスはアルコールによってウイルスの活性が失われてしまいます。アルコール消毒が効くのです。エンベロープを持たないノロウイルスなどは、アルコール消毒が効きません。

　ウイルスの内部には「核」と言われるものがあり、この中にウイルスのいろいろな性質を決める情報（遺伝子情報）を持つRNA遺伝子、またはDNA遺伝子があります。ウイルスはRNAまたはDNA遺伝子のみを持ちますが、「生物」はRNA遺伝子とDNA遺伝子の両方を持っています。インフルエンザウイルスは、8本のRNA遺伝子が、核の中に入っています。

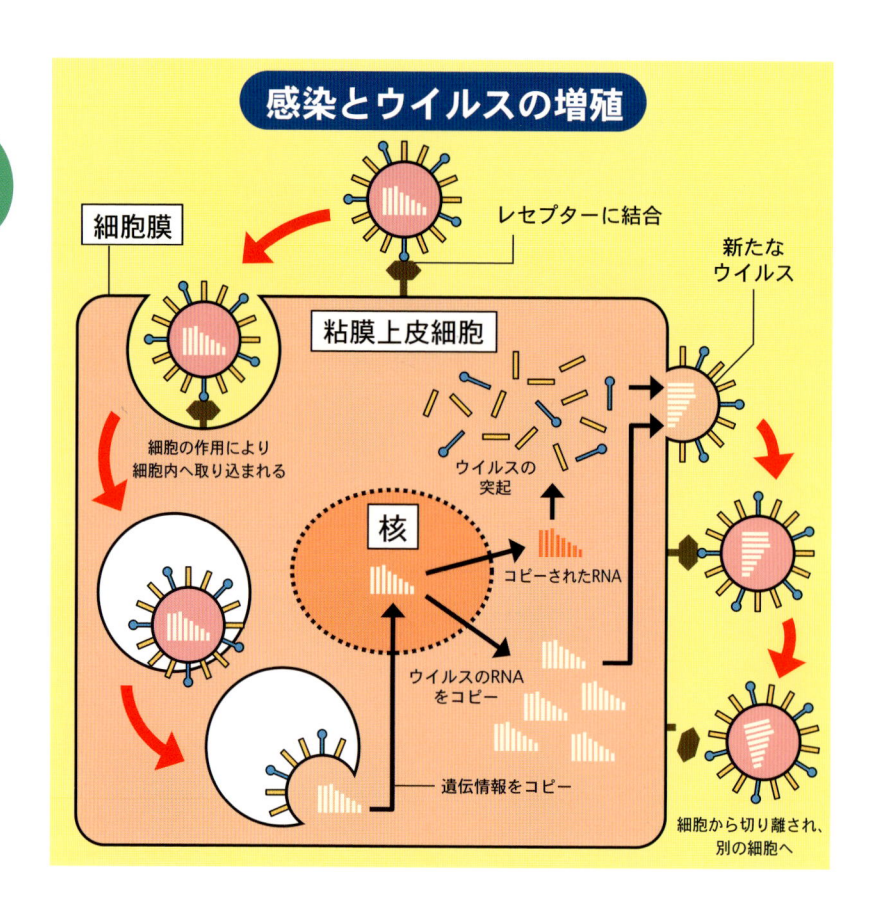

感染とウイルスの増殖

- レセプターに結合
- 細胞膜
- 細胞の作用により細胞内へ取り込まれる
- 粘膜上皮細胞
- 核
- ウイルスのRNAをコピー
- 遺伝情報をコピー
- コピーされたRNA
- ウイルスの突起
- 新たなウイルス
- 細胞から切り離され、別の細胞へ

2 ウイルスの侵入（ウイルスの感染を受ける）

―ポイント―

> ウイルスは、細胞の外に出ると長く生きられないため、空気中にウイルスが長く漂うようなことはほとんどないので、広い戸外でウイルスを吸い込むというようなことはあまりない（空気感染はまれ）。接触感染や飛沫感染（p.41参照）には注意が必要。

　ウイルスは、細胞の中では長く生きてウイルスを増やすことができますが、細胞外に出ると、あまり長く生きることはできません。ですから空中にウイルスが長くいて、それを吸い込んで感染するということはそうあることではありません。多くの場合は、ウイルスを持っている（ウイルスの感染を受けている）人や動物に直接触ったり、あるいはそれが触れた物などに触ったりしたときにウイルスの感染を受けます。また、ウイルスの感染を受けた人や動物のせき、しぶきや唾液に病原体が混じって飛び出し、それを吸い込むことによって感染を受けることは、よくあります。インフルエンザの場合も、このような感染がほとんどです。

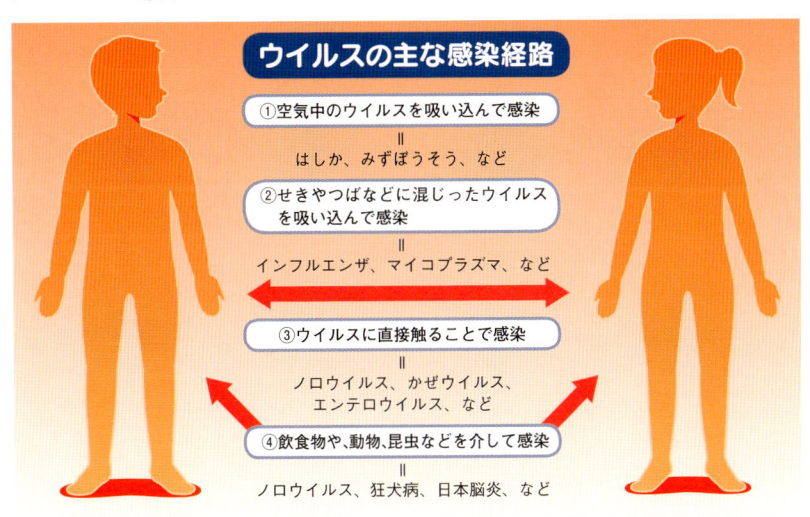

ウイルスの主な感染経路

①空気中のウイルスを吸い込んで感染
＝
はしか、みずぼうそう、など

②せきやつばなどに混じったウイルスを吸い込んで感染
＝
インフルエンザ、マイコプラズマ、など

③ウイルスに直接触ることで感染
＝
ノロウイルス、かぜウイルス、エンテロウイルス、など

④飲食物や、動物、昆虫などを介して感染
＝
ノロウイルス、狂犬病、日本脳炎、など

＊血液を介して感染する（HIV、B型・C型肝炎）ことや、母親から胎児へと感染する（風疹）ことなどがある。

せきやくしゃみでウイルスはどのくらい飛ぶの？

のどや気管、肺などの呼吸器にウイルス感染を受けた人がせきやつば、飛沫（しぶき）を飛ばしながら話をすると、つばや飛沫にウイルスが包まれて外へ飛び出します。飛沫は水分が中心なので少し重く、1メートル前後くらいではとんどが落下してしまうので、これを吸い込んでうつるとすると1メートル前後の距離が、感染する距離となります。少し安全を見越して1〜2メートル間をあけると飛沫感染を受けにくくなると言えます。くしゃみには数万〜数十万個の飛沫が含まれ、2〜3メートルも飛沫が飛び出すというデータもあります。

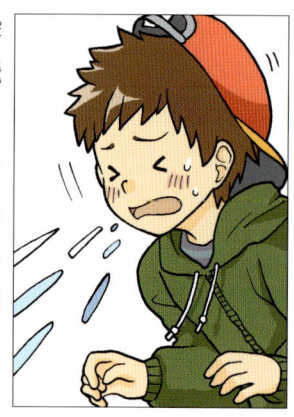

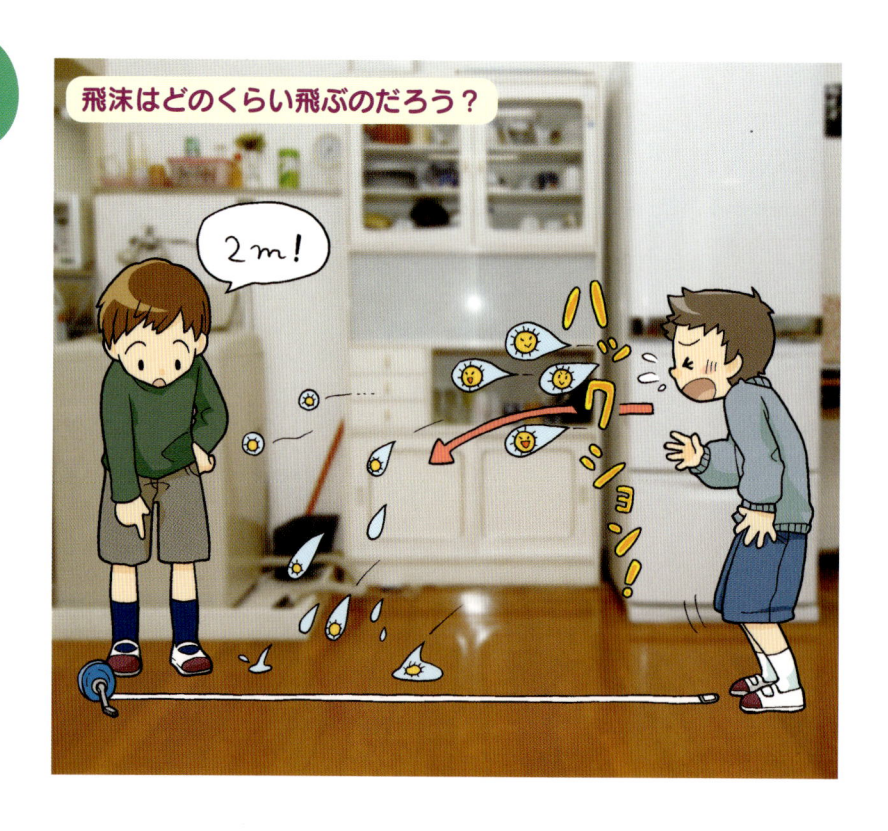

飛沫はどのくらい飛ぶのだろう？

人込みの中にウイルスは潜む？

　病原体が細かい粒子（エアロゾル）となって空気中に漂い、風やエアコンに乗って遠くまで距離を伸ばすことはあります。それを吸い込むことによってかなり離れたところにいる人に感染することがありますが、その病原体は、結核、麻疹（はしか）、水痘（みずぼうそう）、天然痘など一部の感染症のものに限られています。

　また吐いたものに含まれていたノロウイルス（嘔吐や下痢症状のノロウイルス感染症の原因ウイルス）が時間がたって乾燥したときに掃除機で掃除をしたところ、掃除機に吸い込まれた粒子が排気とともに吹き飛ばされ、ウイルスが空中に舞い上がって多くの人に感染したと考えられるようなこともあります。

　しかしウイルスは、1）多くは飛沫に含まれて飛び出すこと、2）細胞の外に出るとあまり長く生きることはできないこと、3）外では大気で薄められ散り散りになってしまうこと、4）外では紫外線などで殺菌されてしまうこと、などから、公園や駅のホームなど広いところでうつるということはあまり考えられません。人込みの中にウイルスが潜むというより、人込みの中にはウイルスを持った人が潜んでいるのでそこから広がりやすい、と考えた方がよいでしょう。狭い部屋にぎゅっと人がいて、その中のある人がインフルエンザなどにかかっているときは、周りにいる人は感染の危険があると言えます。たとえばカラオケボックスなどに1人の病人がいればあっという間に感染が広がってしまう、と言えるでしょう。

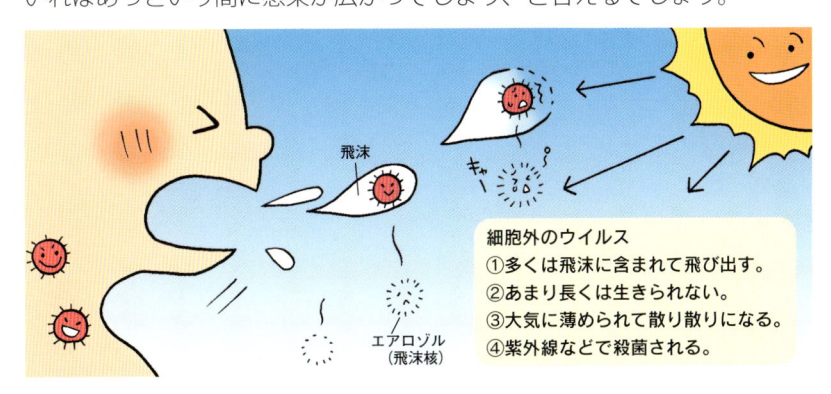

細胞外のウイルス
①多くは飛沫に含まれて飛び出す。
②あまり長くは生きられない。
③大気に薄められて散り散りになる。
④紫外線などで殺菌される。

3 体内でのウイルスとの戦い

ポイント

ウイルスなどの病原体が体の中に入ると、口や鼻、のどの粘液や線毛で外に出そうとする。それらを越えて入ってきたら、「免疫」による戦いが始まる。マクロファージやTリンパ球、Bリンパ球などといった細胞たちが戦う。発熱やのどの痛みは、その戦いによるもの。

ウイルスが体の中に入ってきたら

ウイルスなどの病原体が体の中に侵入してくると、病原体と体の戦いが始まります。できるだけこれを外に出して、攻撃されないように、攻撃されても深くまで入り込まれないようにしようとします。

最初は入り口で侵入を防ぎます。口・鼻・のどなどですが、特に鼻は入り口に鼻毛があり、その奥は複雑に入り組んで、微生物を含んだ飛沫やほこりなどが内部に深く侵入しないように食い止めます。粘膜・粘液・線毛（繊毛）なども微生物などを外に押し出そうとします。

これを越えて微生物が生体内に侵入してくると、「免疫」による戦いが始まります。免疫には次の2種類があります。

自然免疫	生まれたときから一生持っている免疫で、病原体の最初の侵入に対して働きだしますが、相手が何であるかは記憶が残りません。粘液に含まれる分泌物、補体、白血球の一部などにその働きがあります。
特異的免疫	生まれたときには十分備わっていないけれど、病原体が侵入してきたときに働きだし、しかも相手が何であるか（インフルエンザ、はしか、みずぼうそうなど）を記憶して次の侵入に備える免疫で、「獲得免疫」などとも言います。その主役は、白血球の中のリンパ球と言われる細胞です。

粘膜・粘液・線毛での抵抗

　口・鼻・のどには粘膜があり、粘液でウイルスや細菌などの病原体の侵入を防いでいます。粘液には自然免疫の一種であるリゾチームなども含まれていて、病原体の力を弱めます。ここが乾燥してくると、粘膜表面が荒れた状態になるので、病原体が侵入しやすくなります。また鼻やのどの奥の気管支の細胞には線毛（繊毛）というものがあって、病原体がそれより奥に侵入しないように、外へ外へと押し出そうとしています。せきと一緒にたんなどが出てくるのは、ほこりや病原体などを外に押し出そうとする一種の反射運動です。ここが乾燥すると線毛の働きが弱まり、またほこりや病原体などを包み込むたんがうまくできなくなり、微生物が侵入しやすくなります。

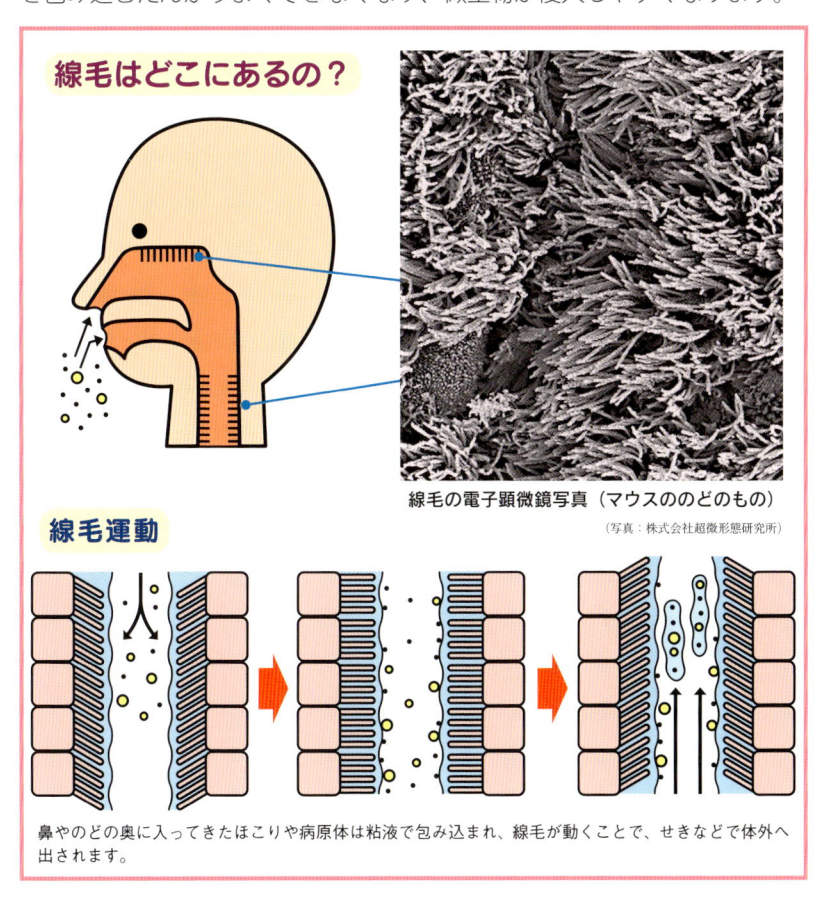

線毛はどこにあるの？

線毛の電子顕微鏡写真（マウスののどのもの）
（写真：株式会社超微形態研究所）

線毛運動

鼻やのどの奥に入ってきたほこりや病原体は粘液で包み込まれ、線毛が動くことで、せきなどで体外へ出されます。

細胞たちの戦い

　生体に侵入した細菌やウイルス等の病原体に対して、生体は自然免疫、そしてリンパ球による特異的免疫で抵抗をします。

ウイルスや細菌に抵抗をする主な細胞たち （青：食食細胞　緑：リンパ球）

ウイルスや細菌に抵抗している主な細胞たちはまとめて白血球と呼ばれます。

白血球は、大きさや形、働きによって

好中球
単球→マクロファージ
Tリンパ球
　（NK細胞を含む）
Bリンパ球

などの種類に分かれます。

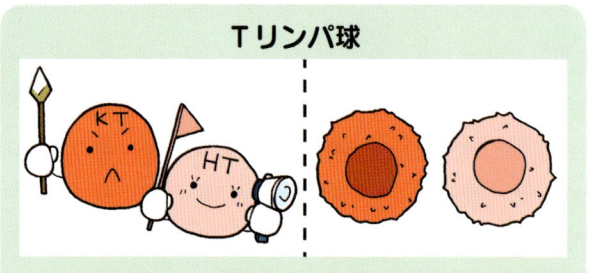

Tリンパ球
ウイルスが感染した細胞を直接攻撃する、他の細胞の活力を高める、免疫の調節をするなどの、さまざまな役割を果たします。

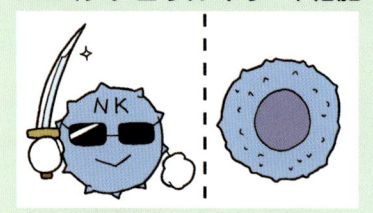

NK（ナチュラルキラー）細胞
病原体だけではなく、がんなどの異常細胞の攻撃にも関係します。

Bリンパ球
細菌やウイルスと戦い、抗体というたんぱく質を作り出します。

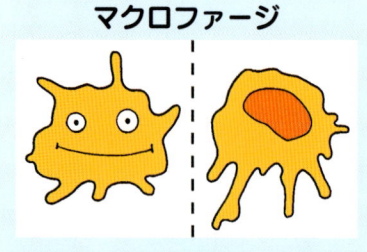

マクロファージ
細菌などの病原体に対して、これを殺菌することや食べることで戦う細胞です。

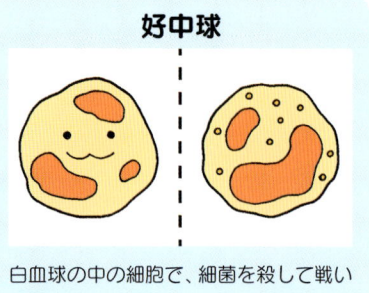

好中球
白血球の中の細胞で、細菌を殺して戦います。

※上記のイラストについて、右側が実際の形に近いもの（色は異なります）です。左側は細胞をキャラクター化したもので、次のページ以降に登場します。

これらの細胞はそれぞれが助け合い、体は総力を挙げて病原体と戦います。

　また、初めての病原体の攻撃のときには、病原体の記憶を持った細胞や抗体がないので、病原体に侵入されると発病しやすくなります。リンパ球は、すべてではありませんが１度戦った相手の病原体の記憶を持つことが多く、１度記憶を持てば、２度目の侵入を防ぐことができる場合があります。はしかやみずぼうそうなどの「二度なし病」と呼ばれるものは、この免疫機能がしっかり出来上がるもののことです。ワクチンは、この免疫を生体にあらかじめ人工的に作り上げさせておくものです。

マクロファージ・好中球

　マクロファージや好中球は、細菌などの病原体を「食べてしまう」という意味で貪食細胞と言われます。血液の中にある単球という白血球の一種の細胞は、血管から組織の中に飛び出てマクロファージに変化します。肺では肺胞マクロファージ、肝臓ではクッパー細胞、骨では破骨細胞などと呼ばれます。マクロファージは、病原体を食べたり殺菌したりするほかに、どのような相手が来たかという様子をＴリンパ球に伝えるメッセンジャーとしての役割もあります。そこから抗原提示細胞とも呼ばれます。

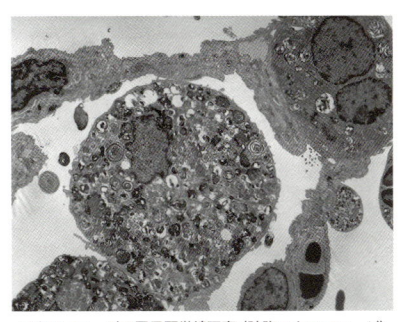

マクロファージの電子顕微鏡写真（肺胞マクロファージ）
（写真：株式会社超微形態研究所）

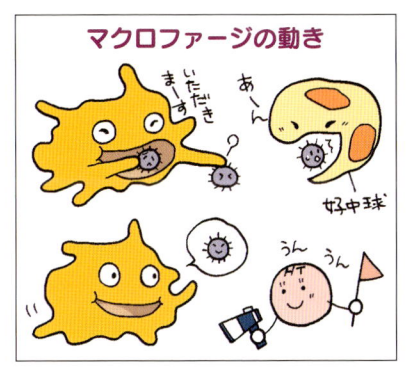

　好中球は細菌や真菌類の取り込み（貪食）と、殺菌に力を発揮します。しかし記憶としてはあまり残らないので、細菌の感染の多くは繰り返されてしまいます。また血液の中には補体という成分があり、好中球の働きを助けます。

Bリンパ球（B細胞）と抗体

　Bリンパ球は、「抗体」というたんぱく質を作り、ウイルスと戦います。抗体には、感染の早い時期から作られるIgM、遅れて出てくるけれど長い間生体に残るIgG、呼吸器や腸管の粘膜で働くIgAなど、感染の時期や体の部位別に作られるものがあります。

　また、出来上がった抗体は、例えばインフルエンザの抗体、麻疹の抗体、肝炎の抗体というように相手によってそれぞれの抗体（特異的抗体）ができるので、もう1度同じ病原体が侵入してきたときにすぐに戦うことができます。しかもこの相手はリンパ球に記憶が残るので、次の侵入のときにはその記憶がすぐに呼び起こされて大量の抗体を作りだし、同じ感染症に2度かかりにくくなります。

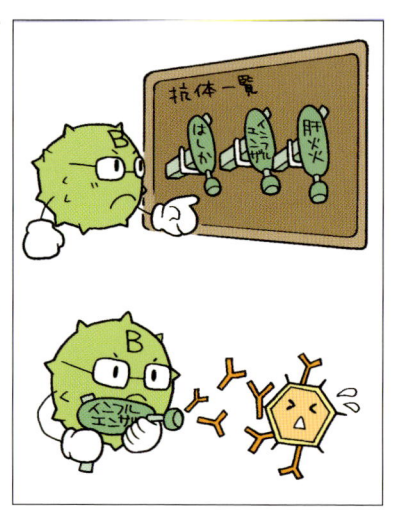

　ただしインフルエンザの場合は、毎年のようにウイルスの方が巧みにその姿を少しずつ変えるので、何回もかかってしまうことになります。かぜは病原体が多種類あるので、記憶したものでは間に合わず、同じように何回もかかってしまいます。

Tリンパ球（T細胞）

　Tリンパ球はキラーT細胞、ヘルパーT細胞などの種類があり、ウイルスや細菌に感染した細胞を直接攻撃するほかに、サイトカインと呼ばれる物質を作り出し、ほかの細胞の活力を高めたり、免疫の調節をしたり、さまざまな役割を果たします。Tリンパ球は抗体より少し遅れて働き出しますが、Bリンパ球と同様に戦った相手の記憶が長く残り、次の侵入のときにはその記憶がすぐに呼び起こされて大量のリンパ球が作られて感染を受けた場所に集まり、同じ感染症に2度かかりにくくなります。

代表的なTリンパ球

1) キラーT細胞

キラーは「殺し屋」という意味です。ウイルスが感染した細胞を直接破壊しようとします。攻撃された細胞はキラーT細胞の攻撃をきっかけに自らさらに破壊へと進んでしまいますが、これをアポトーシス（細胞の自殺、という意味）と言います。

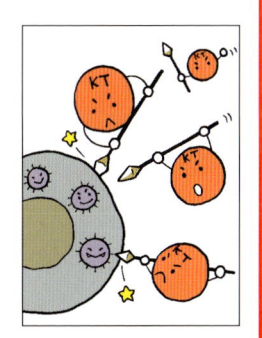

2) ヘルパーT細胞

ヘルパーは「お助け係」という意味です。ヘルパーT細胞には、Th1細胞（1型）とTh2細胞（2型）という2種類があります。Th1細胞は、マクロファージの働きを助けます。Th2細胞はBリンパ球の働きを助けます。

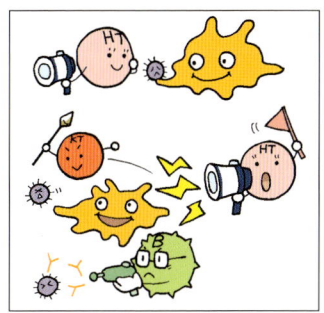

3) レギュレトリーT細胞

レギュレトリーは「調節係」です。レギュレトリーT細胞には、免疫が行き過ぎないように抑えたりする調節作用がありますが、詳しい働きはまだよく分かっていません。

NK（ナチュラルキラー）細胞

NKは、「自然（ナチュラル）免疫の殺し屋」の意味があります。自然免疫に関係するので、Bリンパ球やTリンパ球と違って、これまでの記憶とは関係なく病原体の侵入の最初の段階でウイルスなどの感染細胞の攻撃に加わります。NK細胞は腫瘍細胞（がん細胞）にも攻撃をかける、がんの免疫に重要な働きをする細胞でもあります。

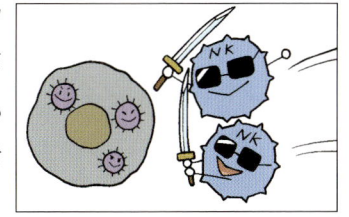

免疫に関係する細胞はどこで作られるの？

　Tリンパ球以外のリンパ球、マクロファージのもととなる単球、好中球などの免疫に関係する細胞は、骨髄という骨の内部で作り出され、血液の中に流れ込みます。骨髄には、幹細胞という細胞があり、幹細胞は骨髄の中でいろいろな役割の細胞に分かれます。リンパ球、単球、好中球だけではなく、赤血球、血小板のもととなる巨核球などもすべて骨髄中の幹細胞から分かれたものです。そのため、免疫の異常症、血液細胞のがんである白血病などに対する治療として、骨髄の移植が行われます。

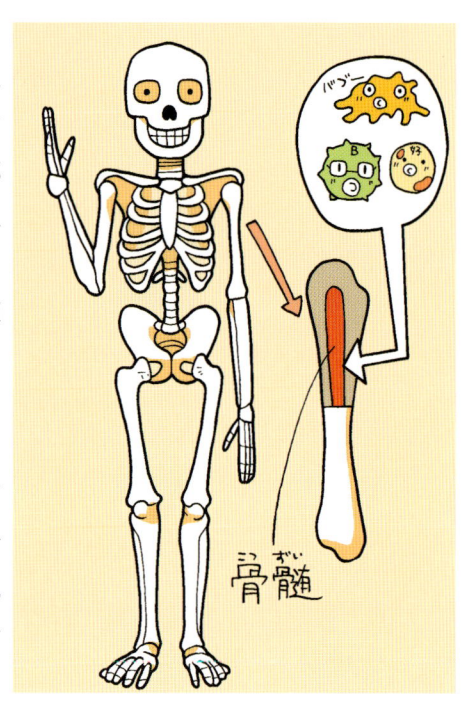

　Tリンパ球は、胸腺（Thymus）という心臓の真上にある小さな臓器で作り出されます。胸腺は思春期を過ぎるとだんだん小さくなりますが、免疫の記憶は長く残ります。

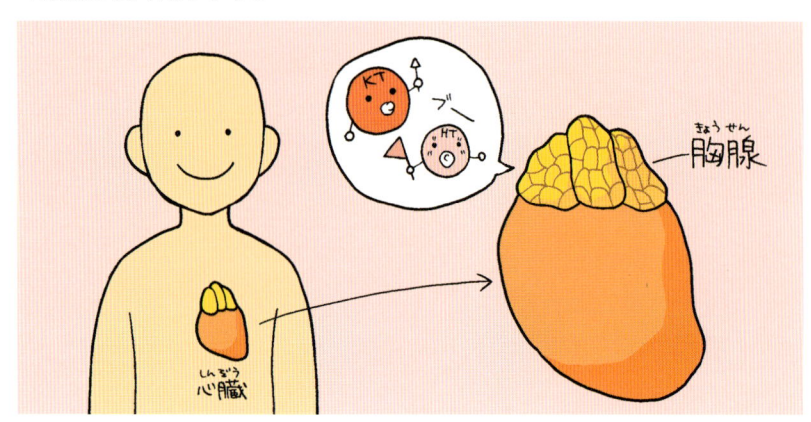

その他の免疫に関係する組織や器官

1）リンパ節

　血液は血管を流れますが、リンパ球は血液中のほかにリンパ管という管にも入り、全身を回っています。リンパ管は体のあちらこちらにリンパ節というかたまりがあり、リンパ球やその他の免疫に関係する細胞が多数たまっていて、それぞれの細胞が力を発揮できるようにお互いに働きかけます。病原体の侵入を受けて感染症になった後に、首や脇の下などのリンパ節が腫れて「ぐりぐり」としたしこりがはっきりしてくるのは、ここが盛んに働くためです。

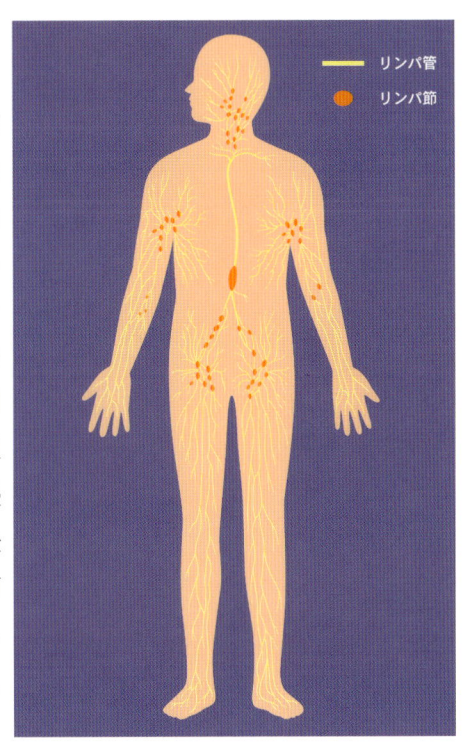

リンパ管
リンパ節

2）脾臓

　血液を通じて侵入してきた病原体とTリンパ球が戦う重要な場所が脾臓です。また寿命がきた赤血球や白血球をマクロファージが処理する場所も脾臓です。ですから感染が強く病原体との戦いが激しく行われると、脾臓は大きくなります。脾臓を触って大きさを確かめることは、感染症の程度を見る目安にもなります。

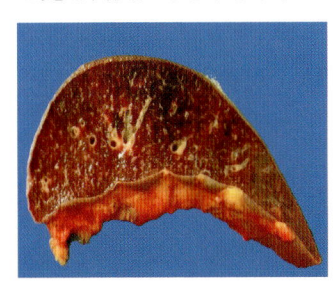

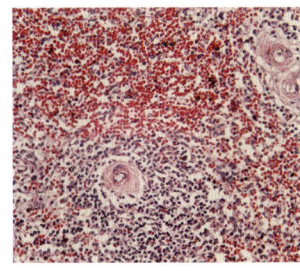

（左）脾臓の肉眼像
正常な脾臓の場合
　　約100g
感染脾の場合
　　200～400g
（右）脾臓の組織像
　　（拡大したもの）

（写真：北澤吉昭先生）

熱や痛みは体が病原体と戦っているしるし

体が病原体と戦っていると、体がいわば燃えたようになり「炎症」という状態になります。のどに炎症があれば咽頭炎や扁桃炎、肺に炎症があれば肺炎、肝臓に炎症があれば肝炎というようになります。炎症を起こすと、熱が出て、その場所が赤く腫れ、痛みが出て、その組織の大きさや形に変化が出てきます。発熱や痛みは、体が病原体と戦っているしるしで、ある程度体温が高くなると免疫の役割を持つ細胞は活発に働きます。

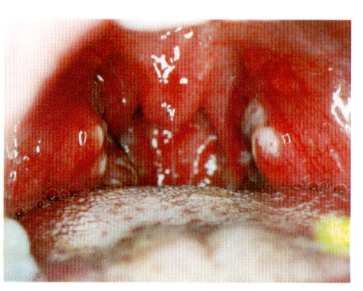

アデノウイルスの影響で赤く腫れた咽頭
（写真：佐久間小児科医院 理事長　佐久間孝久先生著『ATLAS SAKUMA』より）

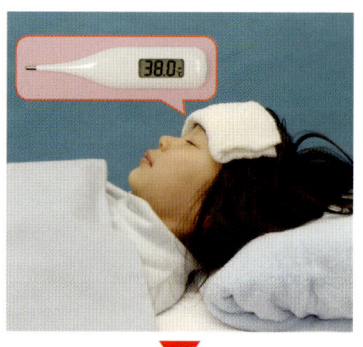

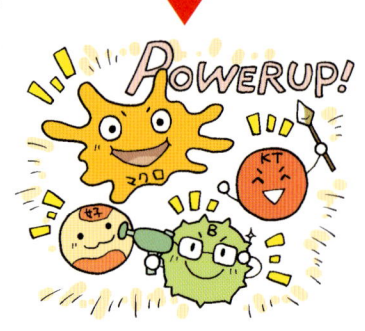

熱や痛みは人にとってつらいので、少し楽にするために熱冷ましや痛み止めの薬を使いますが、あまり使いすぎると炎症を抑えてしまい、免疫細胞の働きを弱くしてしまうことがあります。また、熱が下がり痛みが治まってくると、戦いは終わって病気が治ったような気がするものですが、薬で炎症を抑えているだけで、病原体が消え去っているわけではありません。再び病原体の方が元気になってしまう可能性もあります。症状が少し良くなっても、体から病原体が消え去り、本当に治るには時間がかかるので、よく様子を見て、自分の体を大事にしましょう。

そして何より、日ごろからかぜやインフルエンザに対する予防を忘れずに行い、かからないようにすることが大切です。

第3章

かぜとインフルエンザの予防と治療

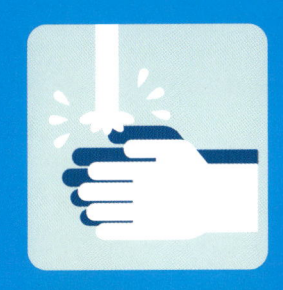

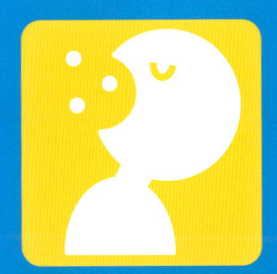

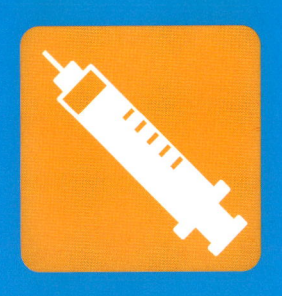

1 感染症予防の基本

―ポイント―

> 感染症は、病気の原因となる微生物（病原体）の侵入を防ぐことが大切。侵入を防ぐ方法としては、病原体を死滅させる、病原体との接触を避ける、体の免疫力を上げる、などがある。

感染のしかたが分かれば、感染症は防げる

1) 感染のしかた（感染経路）

微生物が体に侵入してくることを「感染する」と言います。しかしこれだけでは発病しません。微生物には、生体に害を与えない、場合によっては利益になる微生物もあります。一方生体にとって病気の原因となる微生物もあり、これを病原体と言います。病原体が体の中で次第に増えて、体の組織に機能的障害を与えると、その組織によっていろいろな症状があらわれます。これが発病、あるいは発症で、「感染症」となります。病原体が侵入して発病するまでの期間を、潜伏期間と言います。潜伏期間には長いものから短いものまでさまざまなものがあります。病原体が感染して、そのまま生体内にとどまり発病しないもの（定着する、付着する）や、長期間にわたって増えずにそのままじっとしているものもあります（潜伏感染）。感染する＝感染症になる、ではありません。

病原体の侵入から発病（発症）までを、潜伏期間という

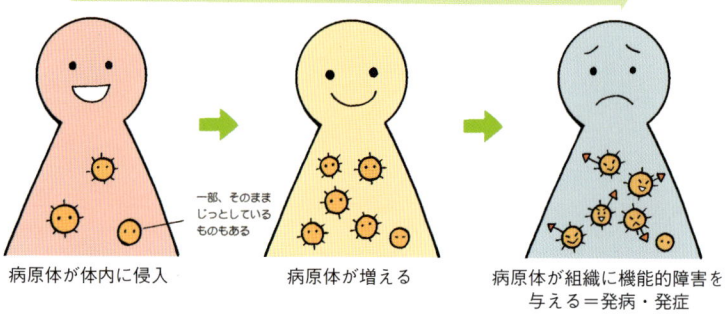

病原体が体内に侵入 → 病原体が増える（一部、そのままじっとしているものもある）→ 病原体が組織に機能的障害を与える＝発病・発症

病原体が生体に侵入してくるのには、いろいろな経路があります。

接触感染

病原体が直接生体に接触して侵入する。侵入する入り口は、口・鼻・耳・目・腸管・性器・皮膚などさまざま。傷口から入り込む、注射などによって直接血管内や臓器に入り込む、ということもある。体の表面からウイルスが飛び散るわけではない。

飛沫感染

せきや、しゃべるときに出るしぶきや唾液に病原体が混じって飛び出し、それを吸い込むことによって病原体が侵入する。飛び出す距離は1メートル前後。

媒介感染

病原体が、食品、水、物品などに紛れ込んで感染する。動物や昆虫などが病原体を運び、そこから感染を受けることもある。

飛沫核感染（空気感染）

病原体が細かい粒子（エアロゾル）となって空気中に漂い、空気の流れに乗って遠くまで距離を伸ばす。それを吸い込むことによって病原体が侵入する。この経路で感染するのは、結核、麻疹（はしか）、天然痘など一部の感染症だが、感染の危険度は高い。

2) 感染の予防

　感染症になるのは、〔病原体→生体への侵入→体の抵抗力、免疫との戦い→発病〕と進行するので、それぞれで病原体をブロックすれば、感染を防ぎ、発病を防ぐことができます。

ア）病原体そのものの力を弱めたり、死滅させたりすれば、感染を防げます。ある病原体をねらって死滅させることを「消毒」と言います。ある病原体だけではなく、ほとんどの微生物を根絶やしにする徹底的な方法を「滅菌」といいます。

イ）感染経路を考えて、病原体の侵入を避けることができれば、感染は防げます。

　直接の接触を避けるためには、それぞれの侵入口をふさぎ、バリアを設

けます。服を着る、ということも一つの感染予防法であると言えます。特殊な服としては、白衣やガウンをつけることになります。手袋をつけたり、めがねやゴーグルをつけることも、バリアを設けることになります。

　感染は、足からうつることは滅多にありませんが、手は感染のもととして重要です。手は病原体に触れやすく、口や鼻、目、皮膚、性器などあらゆるところに触れるからです。となると手を洗う、ということは感染症を防ぐ基本の「き」となります。マスクは、侵入口の口を覆うことになり、手洗いに続く重要な方法です。マスクと手洗いは次に詳しく述べます。

　また病原体との距離をあければ、病原体の侵入を防げます。患者から離れる、患者を別にする、などの方法があります。飛沫核感染（空気感染）はなかなか難しいのですが、飛沫感染だと１〜２メートルの距離を空ければ感染を防げることになります。しかし、うっかり間違えると、うつさない状態の人を遠ざけたりすることにもなりかねないので、正しく感染症を理解する必要があります。

　媒介物に注意をすることも、感染症の予防になります。食事や水の安全性への注意、身近な物品をきれいにしておくこと、動物や昆虫への注意などです。しかし、「過ぎたるは及ばざるがごとし」という言葉があります。あまりに徹底しようとすると、年中手を洗い、食べ物は限られ、動物を飼うことすらできなくなってしまいます。「適度」であることが肝心です。

ウ） 体の抵抗力を増し、免疫力をつけることも感染症の予防のために大切です。免疫力を人工的につけることが予防接種（ワクチンの接種）です。これについても後に詳しく述べます。

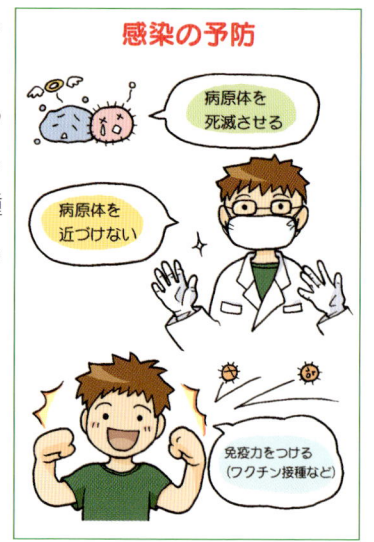

感染の予防
- 病原体を死滅させる
- 病原体を近づけない
- 免疫力をつける（ワクチン接種など）

2 毎日できる予防法

①手を洗う

――― ポイント ―――

普段、いろいろなものに触れる機会の多い手を清潔にしておくことは、感染症を防ぐ基本の「き」。正しい手洗いを身につけよう。

どうして手を洗うことが予防になるの？

　厳重な感染予防では、履き物を替えたり、履き物カバーをつけたりしますが、これは直接感染を防ぐということより、汚れたものを運び込まない、運び出さないという意味の方が強くなります。感染が足からうつるということは滅多にありませんが、手は感染のもととして重要です。手は病原体に触れやすく、その手は口や鼻、目、皮膚、性器などあらゆるところに再び触れるからです。握手をしたり手を握ったり、また手を触れた物にまたほかの人が触れて……となると、手を洗うということは感染症を防ぐ基本の「き」となります。

　ふだんの手洗いでは、外科医が手術前に手を念入りに洗うほどの徹底さはいりませんが、きちんとした手の洗い方をぜひ身につけてください（p.45 写真参照）。

　手を洗うときに必要な物は、流れ出るきれいな水と、石けんと、手をふくための清潔な布や紙です。では、石けんで手が荒れやすい人もいますが、そんな人の場合も石けんは絶対に必要でしょうか。使った方が良いことは間違いがないのですが、石けんがその場にないと、たいていの人はぱっぱっと短時間で手洗いをすませてしまいます。ここが効果の最も弱くなるところです。石けんのないとき、石けんが使えないときは、あるつもりで手の隅々までこすりあわせて、丁寧に手を抜かずに洗ってください。石けんを使ったときに近いくらいきれいになります。

実験で見る手の細菌や洗い残し

　わたしたちは、普段の生活の中で無意識にさまざまなものに触れています。そのため、一見きれいに見える手も、目に見えない細菌がたくさんついています。寒天で作った培地（細菌の培養に用いるもの）や、汚れに見立てた蛍光剤を使って、手の汚れを調べてみました。

寒天培地で手についた細菌を見る

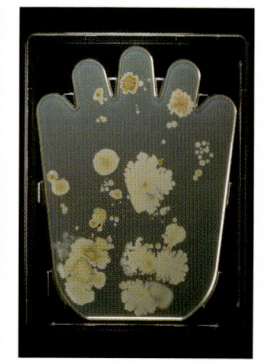

手を洗う前に、手に付着している細菌

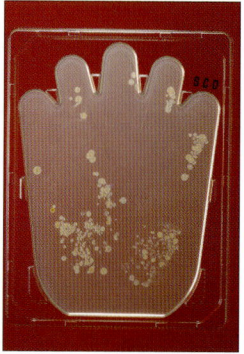

水だけで60秒間洗ったとき

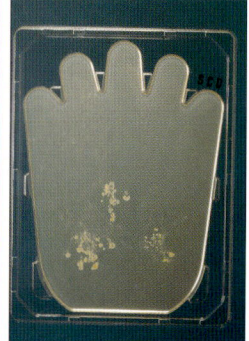

石けんを使って60秒間洗ったとき

蛍光剤を使って手の洗い残しを見る

※蛍光剤を汚れに見立てています。

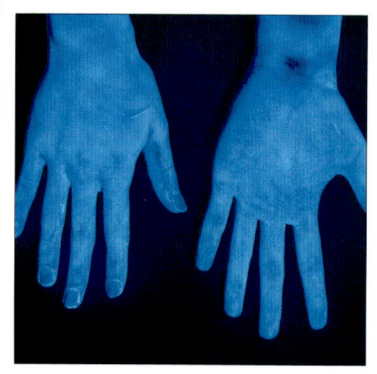

手を洗う前の状態（蛍光剤を手につけた状態）

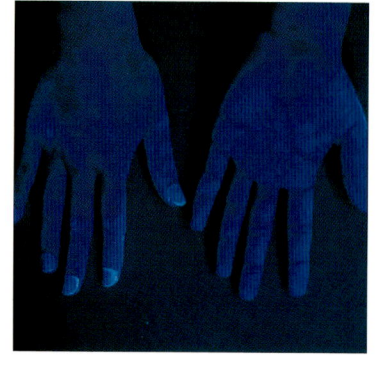

石けんを使って30秒間洗ったとき

手洗いのポイント

　正しい手洗いの方法を身につけることは、かぜやインフルエンザだけでなく、食中毒などの予防にも役立ちます。正しい手洗いのポイントを覚えて、習慣にしましょう。

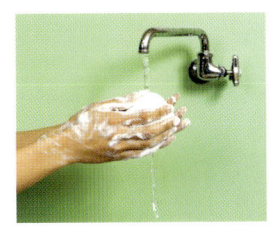

1．ぬらして泡を立てる
手を水でぬらし、両手で石けんを十分に泡立てる。

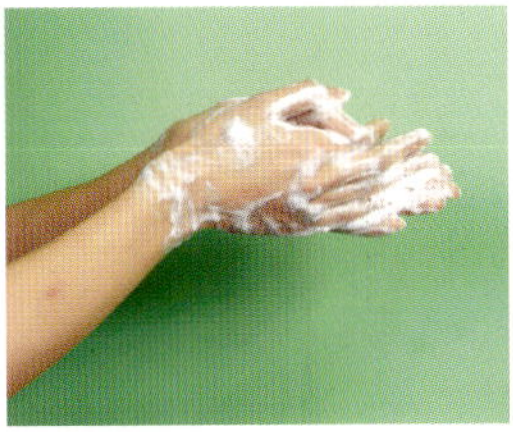

2．手のひら
手のひら全体をこすりあわせて泡をのばす。

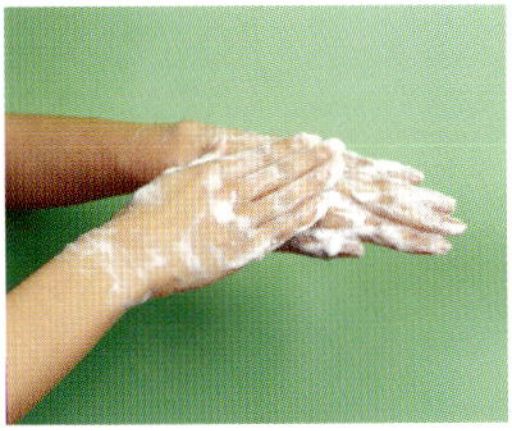

3．手の甲
手の甲は、反対の手のひらでこするようにして洗う。

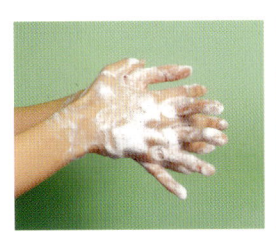

4．指の間
指と指を組むようにして洗い、左右も組み替える。
（洗い残すことの多い部分）

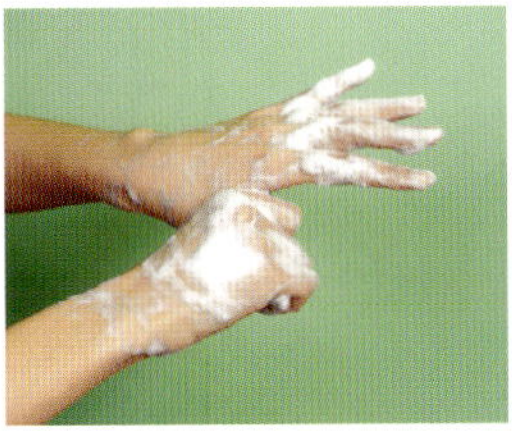

5．親指
手のひらで親指のつけ根まで握り、軽く回転させて洗う。
（洗い残すことの多い部分）

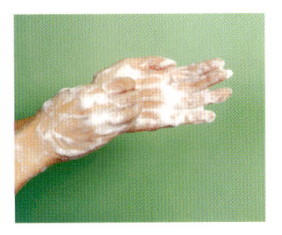

6．指先とつめ
手のひらをひっかくように左右に動かし、指先やつめの間も洗う。

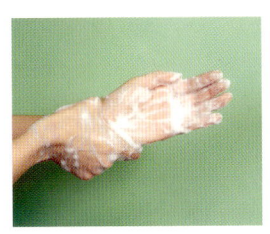

7．手首
反対の手のひらで軽く握り、回転させて洗う。

8．泡を洗い流す
汚れを全部流すように、流水で泡を十分に洗い流す。

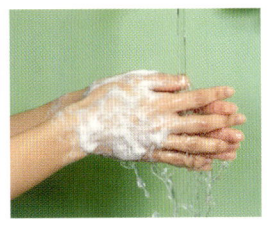

9．水をふき取る
最後に清潔なタオルやハンカチで水をふき取る。

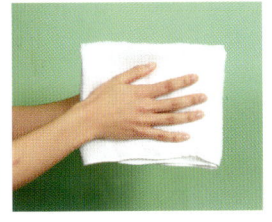

②マスク

ポイント

マスクは、①病原体が侵入しやすい口や鼻にバリアを作る、②のどの乾燥を防ぎ、病原体の侵入を妨げる粘膜や線毛の働きを助ける、③感染した人から病原体が出るのを防ぐ。

なぜマスクをするの？

飛沫感染の予防にマスクは重要です。それは、病原体が侵入しやすい口や鼻にバリアを作ることができるからです。市販のマスクあるいは医療用サージカルマスク（外科用マスク）と言われるものは、飛沫の侵入や飛び出しを抑えるので、そこに含まれている病原体の出入りを防ぐことができます。しかし飛沫核感染（空気感染）をするエアロゾル（飛沫核）となったウイルスなど０．数マイクロメートル単位の病原体の出入りを防ごうとすると、Ｎ95といわれる特殊なマスクが必要です。しかし、普段の生活ではこのようなマスクは必要としません。それは、空気感染をする感染症は数が少ないこと、Ｎ95マスクをつけると目が細かいのですぐに息苦しくなること、そのために慣れない人はしばしばマスクをずらしたり外したりするので意味がなくなること、高価であること、などが理由です。

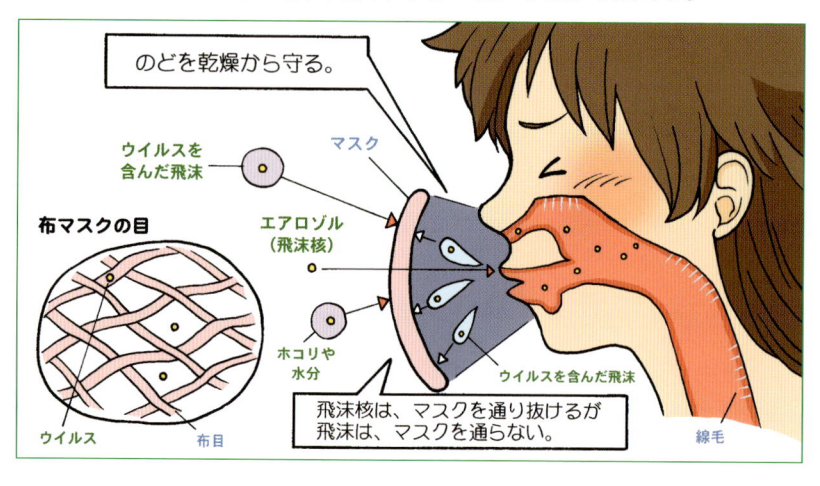

マスクをして、口・鼻・のどを乾燥から守ろう

　マスクのもう一つの役目は、口・鼻・のどの乾燥を自分の息で防ぐことと考えられます。口・鼻・のどには粘膜というものがあり、粘液でウイルスや細菌の侵入を防いでいます。ここが乾燥してくると、いわば粘膜表面が荒れた状態になるので、微生物が侵入しやすくなります。また口やのどの奥の気管支には線毛というものがあって、微生物などがそれより奥に侵入しないように押し出そうとしています。たんなどが出てくるのは、微生物やほこりなどを外に押し出そうとする一種の反射運動です。ここが乾燥すると線毛の働きが弱まり、またそれらを包み込むたんがうまくできないことになり、微生物が侵入しやすくなります。これらの乾燥を防ぐのも、マスクの重要な役割であると思います。

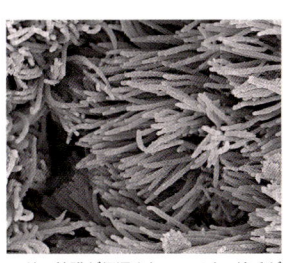

のどの粘膜が保湿されていると、線毛が活発に働きます（写真はマウスの線毛）。
（写真：株式会社超微形態研究所）

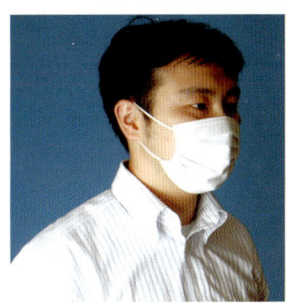

マスクをして、のどの粘膜を乾燥から守ろう。

マスクはマナー（せきエチケット）
〜身近な人を守るマスク〜

　マスクは病原体の侵入を防ぐバリアの役割だけではなく、感染した人から病原体が飛び出ることを防ぎます。熱とせきが出始めた人は、のど・鼻などで増えた病原体が外へ出始め、飛沫感染のもととなります。ここにバリアを設ければ、外へ飛び出る病原体の量を減らせるので、感染の予防となります。うつるかもしれない人がマスクをつけるより、うつしそうな人には早めにマスクをつけてもらうことで、感染の可能性をぐんと減らすことができそうです。せきと熱が出始めた人は、早めにマスクをつけてください。あなたの身近な人、お友達や家族、あるいは見知らぬ人にいつの間にかうつしてしまうことが防げます。マスクはほかの人に優しい感染予防のマナーです。

③うがい

ポイント

うがいは、①病原体を洗い流す、②病原体の力を弱める、③口の中を清潔にし、湿り気を与える、などの効果がある。うがい薬の中には、使いすぎると口の中の良い菌まで殺してしまうことがあるので要注意。

うがいの効果

"ブクブク"と口の中をゆすぐことはあっても、"ガラガラ"とうがいをするという習慣はあまり海外ではないようです。うがいのはっきりした効果に関する研究はあまりないのですが、うがいをする人としない人では、うがいをした人の方が、かぜなどの呼吸器の感染症にかかりにくかったという実験があります。うがいには、病原体を直接洗い流す、あるいは病原体の力を弱くする、という効果もあるでしょうが、それより口の中を清潔にし、湿り気を与えておく、という効果の方が高いのではないでしょうか。

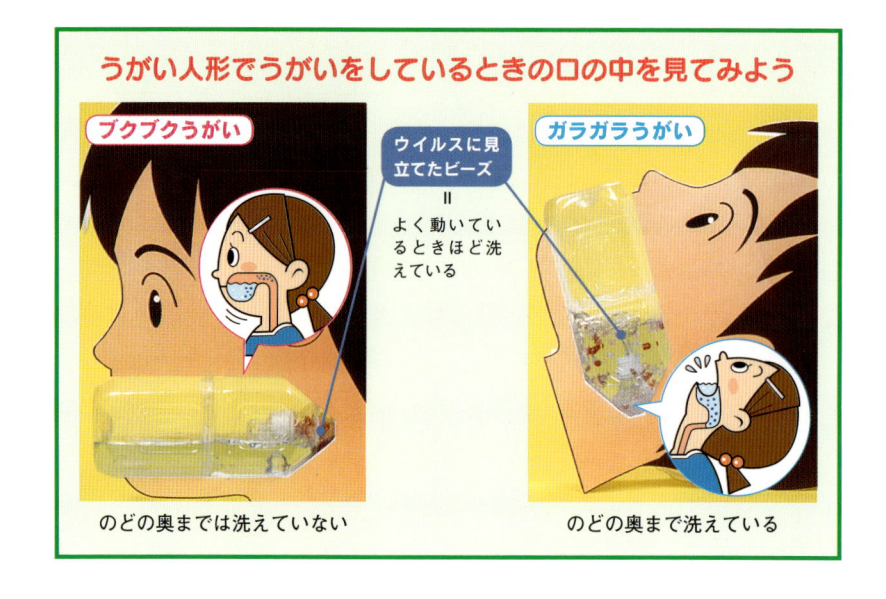

うがい人形でうがいをしているときの口の中を見てみよう

ブクブクうがい — のどの奥までは洗えていない

ウイルスに見立てたビーズ ＝ よく動いているときほど洗えている

ガラガラうがい — のどの奥まで洗えている

うがい薬の効果は？

　うがい薬の中には殺菌効果、殺ウイルス効果のある成分を含むものもあります。年中時間をかけてうがいをすれば、効果も出てきそうですが、一瞬のうがいでは病原体の働きを弱めるところまではあまりいかないでしょう。ある種のうがい薬には消毒薬の成分としてヨード剤が含まれていますが、あまりに頻繁なうがいは、ヨードが過剰となる甲状腺の疾患などの場合には要注意です。またあまり強い殺菌効果のある薬を使うと、口の中にある生体にとって有利に働く細菌類もまとめて殺してしまうので、口の中の細菌のバランスが崩れ、かえって病原体が侵入しやすい状態にしてしまう、ということも考えられます。

　うがいは、清潔を保とうとする日本の良い習慣であると思います。過剰にならないよう、一日数回、口の中を清潔にする程度のうがいをすることが適切であると言えるでしょう。

効果的なうがい方法

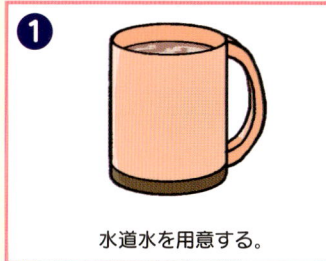

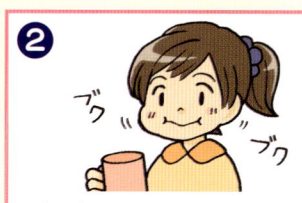

❶ 水道水を用意する。

❷ ブクブクうがいをして、口の中のごみや食べカスなどを取り除く。

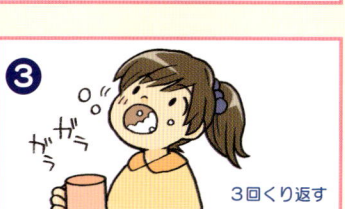

❸ ガラガラうがいを15秒間ぐらいして、のどの奥のごみなどを取り除く。3回くり返す

うがいをするのは……
* 外から帰ったとき
* のどに不快感があるとき
* 食後

④食事・生活リズム・慢性疾患のコントロール

―ポイント―

かぜ・インフルエンザ予防には、普段の生活のしかたも大切。健康3原則（①バランスの良い食事、②適度な運動、③十分な睡眠）を守ろう。また、慢性疾患のある人は特に注意が必要。

食事・生活リズム

これさえ食べれば免疫力アップ、などという食品はありません。しかし、バランスの良い、きちんとした食事は、体を健康に保つ基本です。そして体を動かし、体力をつけていくことは、感染症に対する抵抗力をつけるために必要です。十分な睡眠で生活リズムを整えることも、健康の基本です。寒い日に暖かな部屋でじっとしてばかりいて偏った食べ物しかとらない、暑い日に涼しい部屋でじっとして水分ばかりとっている、などの生活は体のバランスを崩すものであり、体力はなくなり、感染症への抵抗力は落ちる一方です。そんな習慣を子どものうちにつけないよう、外に出て遊んで、おなかを空かせて食事をして、適度に疲れてぐっすり眠るようにしましょう！　感染症予防の基本です。

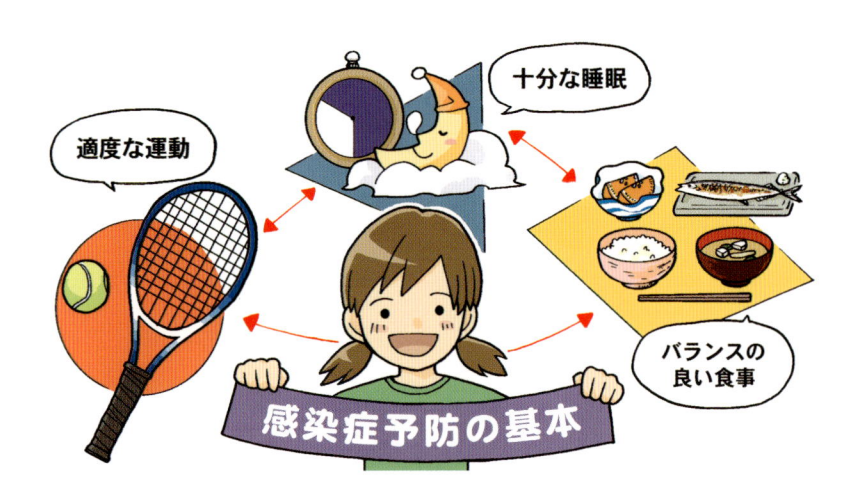

慢性疾患のコントロール

　残念ながら慢性の病気を持った人は、感染症への抵抗力、免疫力が落ちてくることがあります。しかしこれらの病気は早期に発見、きちんとコントロールをしておけば、抵抗力・免疫力はかなり強まってきます。感染症のダブルパンチとならぬよう、慢性の病気は普段からコントロールをきちんとするようにしてください。

かぜの素朴な疑問に答えます！

Q　かぜをひいたときは、お風呂に入らない方がよいのですか？

　軽いかぜの場合は、お風呂で汗を流して体を温めれば、さっぱりしてぐっすり眠れ、回復に役立つでしょう。しかし、熱すぎるお風呂では体力を消耗し、逆効果のときもあります。また、湯冷めをしないように注意しましょう。

Q　かぜは、人にうつすと治るのですか？

　そんなことはありません。ほとんどのかぜはウイルスの感染によって起こりますが、感染しても1、2日は症状が出ません。一方、インフルエンザなどでなければ、通常、かぜは3日ほどで治ります。つまり、うつした人のかぜが治りはじめるころに、うつされた人の症状が出はじめるため、うつすことで治ったように見えるのでしょう。

3 インフルエンザワクチン

―ポイント―

インフルエンザ予防のためには、ワクチンの接種が効果的。ワクチンはウイルスの型によって異なるため、毎年、どの型のインフルエンザが流行するのかを予測して作られている。

インフルエンザワクチンがインフルエンザを防ぐ仕組み

今使われているインフルエンザワクチンは不活化HAワクチンといって、インフルエンザウイルスとしての働きをなくし（活性をなくす＝不活化）、ウイルスの粒子に含まれている一部の成分（HA）を取り出して免疫（インフルエンザウイルスに対する抵抗性）を高め、発熱などの副反応をできるだけ低く抑えるようにしたワクチンです。

このワクチンを接種すると、生体はワクチン液に含まれているインフルエンザウイルスの成分に反応して、血液中に抗体というたんぱくを作り出します。この抗体が一定以上血液中にあると、いろいろなバリアを越えて生体に侵入してきたインフルエンザウイルスを攻撃します。多くの場合には抗体が十分できるので、ウイルスを生体から押し出してしまうことができます。少なめであればウイルスがある程度増えて発病しますが、重症になることを防ぎ、軽く済ませることができます。抗体が十分できなかった場合には、ウイルスの方が戦いに勝つことになり、インフルエンザを発病してしまいます。さらに残念なことに重症になってしまうこともあります。

小児の場合は、インフルエンザワクチンによる抗体のでき具合が大人より低いので、2回接種するようになっています。また、このようにして作られたインフルエンザの抗体は、半年ほどでだんだん効果を十分に発揮できなくなってくる性質であること、インフルエンザウイルスは毎年のように少しタイプを変えてしまうことなどから、予防には、毎年その年の流行に合わせたインフルエンザワクチンの接種が必要となります。

第3章　かぜとインフルエンザの予防と治療

インフルエンザワクチンの種類

　いま世界中の人の間で流行しているインフルエンザウイルスは、A型インフルエンザと、B型インフルエンザです。A型インフルエンザはさらにA／H1N1（ソ連型）とA／H3N2（香港型）、B型は山形型とビクトリア型に分けられ、さらにそれぞれの中で細かいタイプに分かれます。細かいタイプは毎年のように変化し続けます。

　そのため、インフルエンザのワクチンは、その年に流行しているインフルエンザウイルスの中から、変化し始めたウイルスを見つけ出し、翌年流行しそうなウイルスかどうかを見極めて、それを材料としてワクチンを毎年作り替えます。インフルエンザワクチンには、そのようにして選ばれた、A／H1N1（ソ連型）とA／H3N2（香港型）、山形型またはビクトリア型のB型の3種類が、一つのワクチンのびんの中に含まれています。

インフルエンザワクチンはどのように作られるのか

　インフルエンザウイルスは、A／H1N1（ソ連型）・A／H3N2（香港型）・B型のいずれも毎年のように少しずつ変化をしているので、インフルエンザサーベイランス（次項参照）によって、その年に流行しているインフルエンザの中から変化し始めたウイルスを見つけ出し、翌年流行しそうなウイルスかどうかを見極めてワクチンの原材料とします。

　ワクチンを作る会社では、毎年5〜6月ごろから鶏卵（有精卵）にこのウイルスを接種してウイルスを増やし、ウイルス液を集め、ウイルスの粒子に含まれている一部の成分（HA）を取り出し、精製してワクチンの原液とします。1人分のワクチン液を作るために、大体卵1個を必要とします。原液にワクチンとして必要な添加物などを加え、びん（バイアル）や注射器に入れて1本のワクチンとします。このワクチンはメーカーでの自主検査のほか、国立感染症研究所でワクチンとして一定の基準を満たしているかどうかの検査（国家検定）が行われ、合格したものが世の中に出回ります。これが大体10〜11月ごろになります。

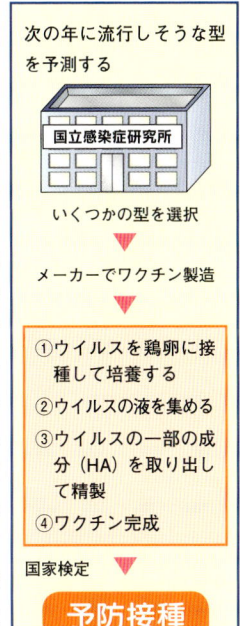

次の年に流行しそうな型を予測する
国立感染症研究所
いくつかの型を選択
▼
メーカーでワクチン製造
▼
①ウイルスを鶏卵に接種して培養する
②ウイルスの液を集める
③ウイルスの一部の成分（HA）を取り出して精製
④ワクチン完成
国家検定
▼
予防接種

4 インフルエンザのサーベイランス

―ポイント―

> サーベイランスとは、インフルエンザなどのさまざまな感染症を対象に、全国または特定の医療機関からデータを収集し、感染症の動きを監視するシステムのことをいう。

「サーベイランス」って何だろう？

　インフルエンザが流行するシーズンになると、「今週のインフルエンザ○千人あるいは○万人」という数字や、「今年は香港型インフルエンザの大流行」、といったことが新聞やテレビに出ます。日本では、インフルエンザやいくつかの感染症について、感染症法という法律に基づいて調査が行われているので、このようなことが分かるのです。

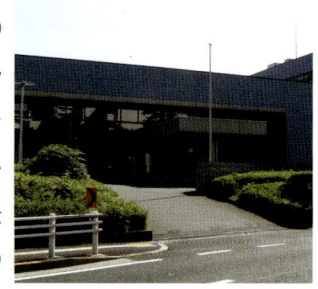

国立感染症研究所（東京都新宿区）

　感染症法では、次のページの表のように、さまざまな感染症が調査の対象になっています。このうち1－4類感染症は、全数把握疾患といって、その感染症を診断した医師は保健所に届けを出すことが定められています。5類感染症は、全数把握疾患と定点把握疾患があります。定点把握疾患はすべての医師が届けるのではなく、各都道府県などが指定した医療機関に届け出を依頼するもので、この医療機関を「定点」といいます。小児科、眼科、性感染症、基幹病院などの定点があり、インフルエンザは全国から小児科3000か所、内科2000か所がインフルエンザ定点として指定されています。インフルエンザ定点の医療機関は、毎週ごとのインフルエンザの患者の数などを保健所に報告し、保健所→都道府県など→厚生労働省／国立感染症研究所　とそのデータが届きます。

インフルエンザ定点の10％の医療機関は、インフルエンザの患者ののどや鼻から検査物を取らせてもらい、これを各地の衛生研究所に送ります。衛生研究所ではインフルエンザウイルスを検査物から得て、インフルエンザウイルスの型や遺伝子などの検査を行います。一部のインフルエンザウイルスは国立感染症研究所に送られ、さらに細かいウイルスの分析が行われ、そのデータは世界保健機関（WHO）に送られ、世界中のインフルエンザとの比較などが行われます。

　これらのデータはまとまり次第発表され、国立感染症研究所感染症情報センターのホームページにも掲載されます。

　インフルエンザの数やウイルスの型はこのようにして分かるようになっていますが、このような調査によって、この中から特殊なウイルス（変異ウイルス）の発見、ワクチンの原材料となるウイルスの選定ができ、また新型インフルエンザウイルスの監視も行うことができます。

サーベイランス対象疾患

全数把握の対象

1類感染症（診断後直ちに提出）	エボラ出血熱、クリミア・コンゴ出血熱、痘そう、南米出血熱、ペスト、マールブルグ病、ラッサ熱
2類感染症（診断後直ちに提出）	急性灰白髄炎、結核、ジフテリア、重症急性呼吸器症候群（病原体がコロナウイルス属SARSコロナウイルスであるものに限る）、鳥インフルエンザ（H5N1）
3類感染症（診断後直ちに提出）	コレラ、細菌性赤痢、腸管出血性大腸菌感染症、腸チフス、パラチフス
4類感染症（診断後直ちに提出）	E型肝炎、ウエストナイル熱（ウエストナイル脳炎を含む）、A型肝炎、エキノコックス症、黄熱、オウム病、オムスク出血熱、回帰熱、キャサヌル森林病、Q熱、狂犬病、コクシジオイデス症、サル痘、腎症候性出血熱、西部ウマ脳炎、ダニ媒介脳炎、炭疽、つつが虫病、デング熱、東部ウマ脳炎、鳥インフルエンザ（H5N1を除く）、ニパウイルス感染症、日本紅斑熱、日本脳炎、ハンタウイルス肺症候群、Bウイルス病、鼻疽、ブルセラ症、ベネズエラウマ脳炎、ヘンドラウイルス感染症、発しんチフス、ボツリヌス症、マラリア、野兎病、ライム病、リッサウイルス感染症、リフトバレー熱、類鼻疽、レジオネラ症、レプトスピラ症、ロッキー山紅斑熱
5類感染症※（診断後から7日以内に提出）	アメーバ赤痢、ウイルス性肝炎（E型肝炎及びA型肝炎を除く）、急性脳炎（ウエストナイル脳炎、西部ウマ脳炎、東部ウマ脳炎、日本脳炎、ベネズエラウマ脳炎及びリフトバレー熱を除く）、クリプトスポリジウム症、クロイツフェルト・ヤコブ病、劇症型溶血性レンサ球菌感染症、後天性免疫不全症候群、ジアルジア症、髄膜炎菌性髄膜炎、先天性風しん症候群、梅毒、破傷風、バンコマイシン耐性黄色ブドウ球菌感染症、バンコマイシン耐性腸球菌感染症、風しん、麻しん
新型インフルエンザ等感染症（診断後から7日以内に提出）	新型インフルエンザ、再興型インフルエンザ

※5類感染症はインフルエンザなどのような定点把握の対象もあるため、正確には「5類感染症のうちの全数把握の対象のもの」を指します。

定点把握の対象

インフルエンザ定点（週単位で報告）	インフルエンザ（鳥インフルエンザ及び新型インフルエンザ等感染症を除く）
小児科定点（週単位で報告）	RSウイルス感染症、咽頭結膜熱、A群溶血性レンサ球菌咽頭炎、感染性胃腸炎、水痘、手足口病、伝染性紅斑、突発性発しん、百日咳、ヘルパンギーナ、流行性耳下腺炎
眼科定点（週単位で報告）	急性出血性結膜炎、流行性角結膜炎
性感染症定点（週単位で報告）	性器クラミジア感染症、性器ヘルペスウイルス感染症、尖圭コンジローマ、淋菌感染症
基幹定点（週単位で報告）	クラミジア肺炎（オウム病を除く）、細菌性髄膜炎、ペニシリン耐性肺炎球菌感染症、マイコプラズマ肺炎、無菌性髄膜炎
感染症法第14条第1項に規定する厚生労働省令で定める疑似症（診断後直ちに報告、オンライン報告可）	摂氏38度以上の発熱及び呼吸器症状（明らかな外傷又は器質的疾患に起因するものを除く。）若しくは発熱及び発しん又は水疱（ただし、当該疑似症が二類感染症、三類感染症、四類感染症又は五類感染症の患者の症状であることが明らかな場合を除く。）

5 病院でのかぜ、インフルエンザなどの診察

―ポイント―

診察では、自分の症状を詳しく医師に話し、必要に応じて検査を受ける。

　病院や医院に行って診察を受けるときには、まず問診といって、いつからどのような症状があるかなどの質問があります。家族や学校・幼稚園・保育園に同じような症状の人がいるか、食べ物は何を食べたか、どこかに旅行に行ったか、などという質問があります。患者がインフルエンザあるいはかぜ、と思い込んでいても、全く違う病気であることは珍しくないので、症状などをなるべく詳しく話して、医師にヒントをたくさん渡してください。あらかじめ質問用紙などで問診の代わりにすることもあります。

　診察は、皮膚の様子やのど・目・耳などをよく見たり（視診）、体を触ったり（触診）、胸やおなかをたたいたり（打診）、聴診器で音を聞いたり（聴診）します。恥ずかしがったり、くすぐったがったりせず、よく見せてください。

　必要に応じて、尿や便、血液などの検査をしたり、レントゲン写真やCTなどで詳しく診ることもあります。インフルエンザが疑われるときは、鼻やのどの奥に細い綿棒を入れて、鼻汁や唾液や粘膜をこすったものなどを材料として、そこにインフルエンザウイルスがいるかどうかの検査をすることもあります。ただしすべての患者が検査をしないとインフルエンザかどうか分からないわけではなく、そのときの様子で、検査をした方が良いかどうか医師は判断をします。

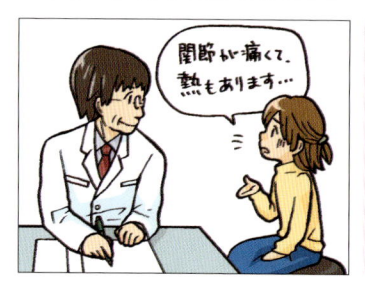

診察の手順

① 問診………症状などについての質問
② 診察………視診・触診・打診・聴診
③ （必要に応じて）
　　　………尿や便、血液の検査
　　　　　　レントゲン写真
　　　　　　インフルエンザウイルスの検査、ほか

6 かぜやインフルエンザの薬

ポイント

ウイルスが原因の病気には、抗ウイルス薬が使われることもある。

①かぜ薬

　細菌の感染には、抗菌薬（抗生剤）が効果を発揮することが多いのですが、ウイルスには抗菌薬は全く効果がありません。インフルエンザウイルスの場合には、抗インフルエンザウイルス薬が使われるようになりましたが、多くのウイルスは効果のある薬がまだ発見されていません。ですからウイルスが原因であることの多い「かぜ」には、効果のある薬がなかなかありません。その代わりほとんどのかぜは自然に治ります。

　しかし、熱の高いとき、頭の痛いとき、せきやたんの激しいときなどはつらいので、症状を少し楽にする薬（対症薬）を使うことがあります。解熱剤、鎮痛剤、せき止め、喀痰融解剤などがそのような薬です。医師は、患者さんの年齢や症状に応じて、薬の種類や量を変えたりしますが、市販薬は大体どの症状にも広く効くように作られています。しかし人によって薬が強すぎてもいけないので、多くの種類の薬を全体に少なめに配合してあります。市販のかぜ薬を買うときには薬剤師によく症状を話すと、数ある中から適切な薬を選んでくれます。

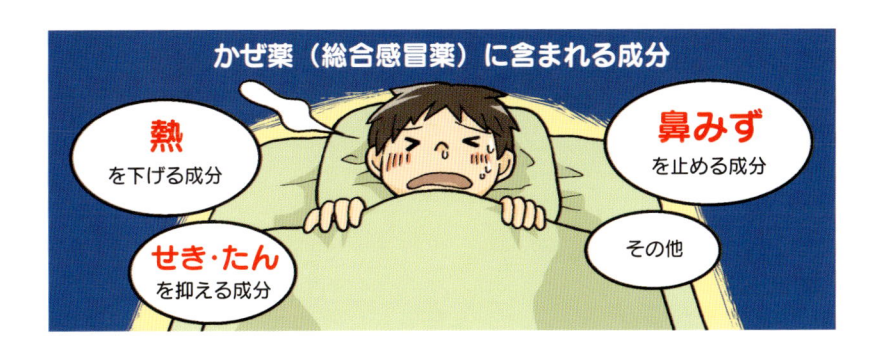

かぜ薬（総合感冒薬）に含まれる成分

- **熱**を下げる成分
- **鼻みず**を止める成分
- **せき・たん**を抑える成分
- その他

②抗インフルエンザ薬

　インフルエンザは症状がつらいことが多いので、対症薬が使われます。また、インフルエンザはインフルエンザウイルスが原因なので、抗菌薬は効果がありませんが、細菌の感染が一緒に起きているようなときは抗菌薬を使うこともあります。ただ、その区別はなかなかつきにくいので、インフルエンザでも抗菌薬が出されることは多くあります。

　ここ数年の間に抗インフルエンザウイルス薬（アマンタジン、タミフル、リレンザなど）が、日本ではよく使われるようになりました。アマンタジンはインフルエンザウイルスが人の細胞の中に侵入したときにその動きを抑えます。タミフルやリレンザは、細胞の中で増えたインフルエンザウイルスがその細胞から外へ出るのを抑え込んで、細胞から細胞へウイルスが広がるのを防ぎます。インフルエンザの多くは自然に治りますが、症状がきつくつらかったり、時に合併症を起こしたりするので、抗インフルエンザウイルス薬が使われることが多くなりました。抗インフルエンザ薬の最も目立つ効果は、早く熱が下がり楽になることです。ことに熱が出てから48時間以内に使うとより高い効果があります。

　しかし薬を使ったからといってすっかり油断してしまうことなく、症状の変化に気をつける必要はあります。

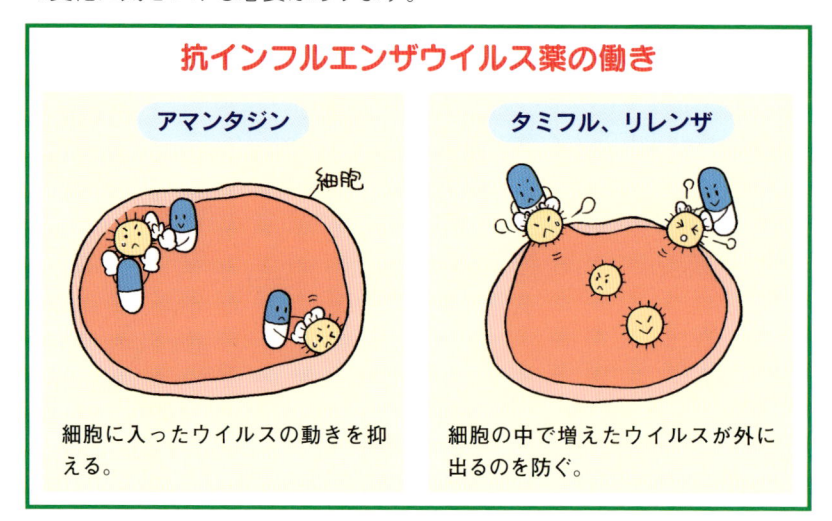

抗インフルエンザウイルス薬の働き

アマンタジン
細胞に入ったウイルスの動きを抑える。

タミフル、リレンザ
細胞の中で増えたウイルスが外に出るのを防ぐ。

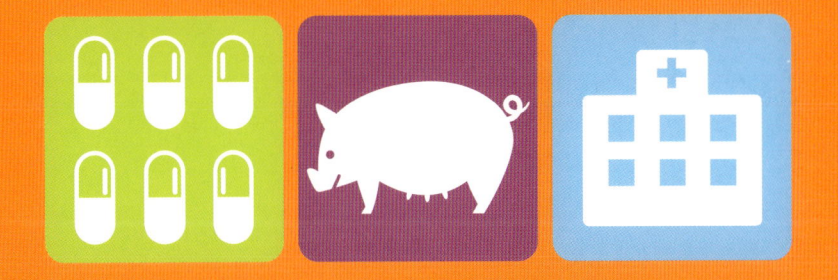

第4章

新型インフルエンザ（H1N1）

1　2009年の新型インフルエンザの発生

― ポイント ―

　2009年4月、メキシコや米国のインフルエンザ様疾患の患者から新しいインフルエンザウイルスが見つかり、WHOは、国際的に重要な公衆衛生上の事例と宣言した。このウイルスは最初はブタ由来インフルエンザA／H1N1と呼ばれたが、現在（2009年10月）WHOではインフルエンザH1N1パンデミック*、あるいはパンデミックH1N1（2009）などと呼んでいる。日本では「新型インフルエンザウイルス」あるいは「新型インフルエンザ」と呼んでいる。

新型インフルエンザの発生

　まず、インフルエンザという病気の原因や特徴、また新型インフルエンザはどのように発生してどのような影響があるかなどについては、第1章の4で詳しく述べていますので、そちらを参照してください。

　今回の新型インフルエンザ（この章では2009年に発生した新型インフルエンザを指す）の大流行は、2009年4月12日、メキシコのベラクルス市で、肺炎による死亡者やインフルエンザ様疾患の患者が増加していることが、WHO（世界保健機関）に報告されたことから始まりました。続いて4月15〜17日に米国南カリフォルニアで、2名のインフルエンザ患者から分離されたウイルスが、これまでに人類が経験したことがないA型インフルエンザウイルスであったことが判明しました。ほどなくメキシコの患者から分離されたウイルスと、米国の患者から分離されたウイルスが同一であることが分かり、新しいインフルエンザウイルスによる感染が各地で広がり始めていることが明らかになってきました。

　WHOは4月24日、これらを国際的に重要な公衆衛生上の事例 (Public Health Event of International Concern: PHEIC)であると宣言し、4月27日には、パンデミックフェーズ4（新しいインフルエンザウイルスがヒトから

第4章　新型インフルエンザ（H1N1）

ヒトへと広がり始めている状態）を宣言しました。（その後、感染が限られた地域だけではなく、世界に広がっているとの見方から、フェーズ6となりました［2009年10月現在］。）

　第1章では、高病原性鳥インフルエンザウイルスH5N1のヒトへの感染から生ずる新型インフルエンザウイルス発生の可能性について説明してあります（p.18参照）が、そのほかに鳥のインフルエンザウイルスとヒトのインフルエンザウイルスがブタの体内でウイルス遺伝子の組み換え（ウイルス遺伝子の交換）を起こし、新たなインフルエンザウイルスが発生することについても説明してあります。

　今回メキシコから始まったとされる新型インフルエンザのウイルスは、北アメリカ固有のブタのインフルエンザA／H1N1（スペイン型由来と考えられる）ウイルス、北アメリカの鳥インフルエンザウイルス、ヒトのインフルエンザウイルス、ユーラシアのブタインフルエンザウイルスの遺伝子が、北アメリカのブタの体内で集合したと考えられるもので、「ブタ由来(swine lineage)インフルエンザ：A／H1N1 swl」とされました（図1）。ウイルスの亜型（P.16参照）はH1N1タイプなのでA／H1N1（ソ連型）が変化したものであり、「新型」とは言えないのではないかという考えもありましたが、その遺伝子構造はこれまでのH1N1（ソ連型）とはかなり異なるものなので、「新型」インフルエンザウイルスとされました。このウイルスに対して短い間にいろいろな名称が用いられましたが、現在WHOは「パンデミックH1N1(2009)」と呼んでいます。日本では多くの場合、このパンデミックインフルエンザウイルスを「新型インフルエンザウイルス」、パンデミックインフルエンザを「新型インフルエンザ」と呼んでいます。

＊パンデミック：感染症が世界的規模で流行すること。

図1　新型インフルエンザ（2009）ウイルス変異の過程

- ヒトのインフルエンザウイルス
- 北米の鳥インフルエンザウイルス
- 北米固有のブタインフルエンザウイルス
- 3つが結合変異したブタインフルエンザウイルス
- ブタインフルエンザウイルス
- ユーラシアのブタインフルエンザウイルス
- 新型インフルエンザ(2009)ウイルス

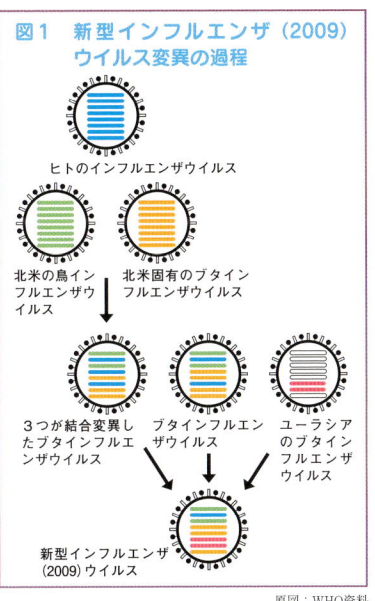

原図：WHO資料

新型インフルエンザの広がり

　メキシコで発生したと考えられる新型インフルエンザは、北アメリカからヨーロッパ、アジア、そして南半球へと世界中に拡大しています（図2）。
　日本ではまず、2009年5月9日に成田空港検疫で新型インフルエンザの患者が見つかりました。その後5月16日、神戸市で国内初の患者が確認されました（検疫で確認されたということは、まだその患者は日本国内に入っていないことになるので、国内最初の患者発生とはなりません）。
　次いで5月17日、大阪府内での確定例の確認があり、兵庫県内、大阪府内の高等学校を中心にした集団感染が明らかになりました。患者の入院と隔離、地域での学校の閉鎖や濃厚接触者（患者と2メートル以内で接触した人のこと。ただし、すれ違った程度では濃厚接触とは言わない。この場合は主に患者の家族などを言う）の自宅待機などの対策が行われ、患者や家族、学校は大変な苦労をされましたが、そのために兵庫県内や大阪府内での一般の人々への広がりはかなり抑えられました。国内での発生も少なく、一時流行は収まったかのように見えましたが、その後も海外から帰国した人の国内での発病、さらにそれらの人からの感染の広がりなどがあり、6月中旬ごろからは日本各地で発生が続くようになり、やがて全国どこでも新型インフルエンザの患者発生が見られるようになりました（図3：p.66）。

図2　パンデミックH1N1（2009）感染が確認された国や地域及びWHOに報告された死亡者数

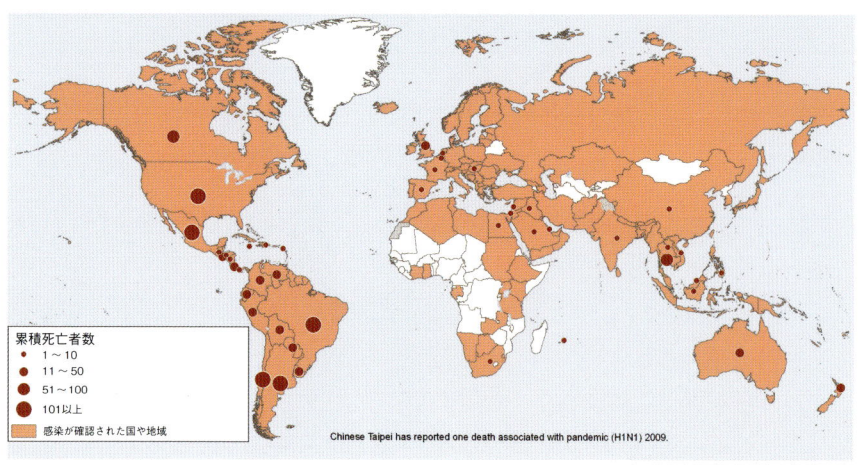

出典：WHO HP（2009年8月19日付更新）を一部改変

2 新型インフルエンザの症状・検査・治療法

―― ポイント ――

新型インフルエンザの症状は、多くの場合、季節性インフルエンザとほとんど同じであるが、20〜40歳代の若い年代で肺炎を併発することや、致死率、潜伏期間などに違いがある。治療法も季節性インフルエンザと変わらず、抗インフルエンザウイルス薬が中心となる。

新型インフルエンザの症状は、多くの場合、これまでのインフルエンザ（近頃では季節性インフルエンザという言い方をします）とほとんど同じで、のどの痛み、急に出る高熱、せき、鼻みず、だるさなどです（p.12〜13参照）。そして数日間で治ります。日本では、抗インフルエンザウイルス薬（タミフル、リレンザなど）などで治療することが多いのですが、世界各地の患者を見ると、ほとんどの人が抗インフルエンザウイルス薬による治療を受けなくても、自然に回復しています。

合併症・重症・死亡例

新型インフルエンザの場合も、季節性インフルエンザと同じように、肺炎を起こすと重症になります。息苦しさ、長引くせき、胸の痛み、顔色の悪さなどは注意信号です。季節性インフルエンザでは、お年寄りの肺炎が、最も多い死亡原因となりますが、新型インフルエンザでは、海外では20〜40歳代の若い年代で肺炎を併発することが多く見られています。その理由はまだはっきりしていません。また、新型インフルエンザによる肺炎は、抗生剤の効果がないウイルス性肺炎であることが多いのですが、この理由もまだ明らかになっていません。

小児では、まれにですが（年間百〜数百例）、季節性インフルエンザで急性脳症が見られることがあります。新型インフルエンザの場合も、国内で急性脳症がまれに発生しています。発症は幼児（1〜6歳くらい）に多く、呼びかけても反応が鈍い、突然異常行動（わけの分からないことを言う、

寝ていて突然飛び起きたりする）を起こす、長いひきつけがある、などは注意信号で、至急小児科医へ相談する必要があります（p.13参照）。

　今のところ合併症を起こすのは小児より成人のほうが多いのですが、その多くは、喘息、糖尿病、心臓病、免疫が低下する病気（あるいはその状態）などで、特にその状態がきちんと管理されていない場合に危険性が高まる（ハイリスク）と言われています。さらに病的な高度肥満もハイリスクであると言われます。妊娠の後半期以降も、おなかが大きいことで呼吸器や心臓に負担がかかるためか、ハイリスクグループになると考えられます。

　亡くなる方のほとんどは、ウイルス性肺炎の悪化が原因です。世界中での致死率（死亡者／患者数）は現在（2009年10月）のところ0.4～0.5％ほどで、季節性インフルエンザの0.05％より高くなりますが、国内では重症例や死亡例の割合が今のところ少ないことも特徴の一つです（p.19参照）。

感染経路、感染期間、潜伏期間

　感染症の主な感染経路には、接触感染、飛沫感染、飛沫核感染（空気感染）、媒介感染などがあります（p.40～41参照）が、新型インフルエンザも季節性インフルエンザと同様に飛沫感染が中心です。これに接触感染が加わりますが、広く空中に漂うウイルスを吸い込んで感染するというイメージの空気感染は、重症患者がいる病室などを除いてはまれと考えられます（p.27～29参照）。

　感染させる期間も、季節性インフルエンザとほぼ同様で、熱の出る少し前から始まって、高熱時がピークになり、熱が下がってくるとともに感染

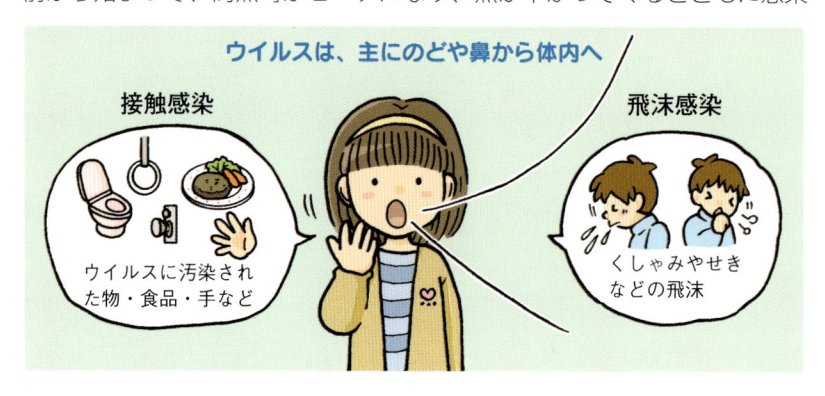

力も低くなります。しかし、完全に熱が下がった後1〜2日間は少量のウイルスを出すので、人にうつす可能性があると考えられています。したがって、解熱後2日間または発熱から7日間の、どちらか長い方の期間は、できれば人前に出ないようにするのがよいということになります。

　ウイルスの感染を受けてから発病（発熱）までの期間（潜伏期間）は、季節性インフルエンザで1〜3日間ですが、新型インフルエンザはこれよりやや長めになると言われています（p.12参照）。

検査

　インフルエンザウイルスの検査には、血液の検査やのどや鼻から検査物を取ってウイルスを確認する方法などがあります。日本では、迅速診断法といって、のどや鼻にウイルスがいるかいないかを10〜20分程度で簡単に調べる方法が広く用いられています。この方法はおおよそ70〜80％の信頼性がありますが、熱の出始めなどでは、感染していても陰性になることが多く、発熱の翌日くらいに調べる方が確実性は高まります。この検査法は、A型インフルエンザかB型インフルエンザかは分かりますが、季節性インフルエンザか新型インフルエンザかの区別はつきません。そこでウイルスの遺伝子を調べるPCR法という方法が行われますが、特殊な装置や試薬を必要とするので、検査物を特別な所（例えば、都道府県の衛生研究所や国立感染症研究所など）に運び込む必要があり、またそれにかかる費用も高価です。

　新型インフルエンザが発生した当初は、詳しい調査が必要であるため、新型インフルエンザの疑いがある人すべてに対しPCR検査が行われていましたが、現在（2009年10月）では一部の患者にだけ検査を行うサンプリング方式になっています。それは、季節性インフルエンザであっても新型インフルエンザであっても、治療の方針や、患者への注意点の説明などに差がないということが分かってきたためです。同

> **PCR法** ＝わずかなDNAもしくはRNAをポリメラーゼという酵素を使って増殖し、検査しやすくする方法。
>
> **サンプリング方式** ＝全体の性質を調べるために、一部を抽出して調べる方法。
> どれくらいの数を、どのように抽出するかは、検討が必要。

じような患者が続くような場合、医療機関によってはこの迅速診断も省略することがあります（p.56参照）。

治療

　先にも述べたように、新型インフルエンザの患者は、多くの国では抗インフルエンザウイルス薬などを使わずに自然に回復しています。しかし日本では季節性インフルエンザでも抗インフルエンザ薬はよく使用されるので、新型インフルエンザでも同様によく使われることになります。これらは、発熱から48時間以内に使い始めるとより高い効果が得られますが、熱が出てすぐに使わないと間に合わないというほどの緊急性はありません。ただし、急性脳症などは発病が非常に早く、抗インフルエンザ薬の発病防止効果は明らかではありません。新型インフルエンザが発生した最初のころは、病気の様子もよく分からずまた少しでもその広がりを防ごうと、予防的に抗インフルエンザ薬が使用されましたが、流行が大きくなると、いつから開始しいつまで続けるかの目安がはっきり分からなくなってきたこと、予防投薬で使いすぎて肝心の治療用として不足しては困ること、薬剤耐性インフルエンザウイルス（薬剤が効きにくいウイルス）が増加する危険性のあることなどから、日本では予防投薬は原則として行わず、治療用に抗インフルエンザ薬を使用することが基本的な方針となっています。

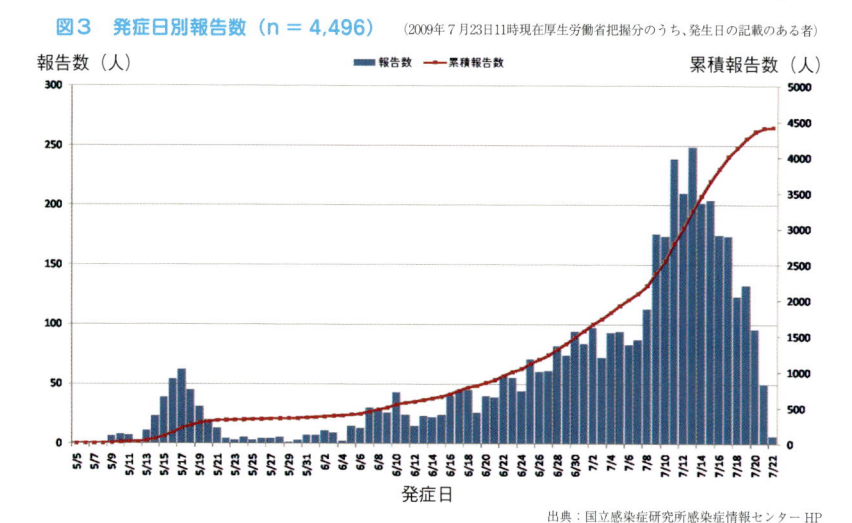

図3　発症日別報告数（n = 4,496）　(2009年7月23日11時現在厚生労働省把握分のうち、発生日の記載のある者)

出典：国立感染症研究所感染症情報センターHP

3 新型インフルエンザの予防

―― ポ イ ン ト ――

新型インフルエンザの予防法は、季節性インフルエンザと変わらないが、多くの人が免疫を持たない新型インフルエンザはより多くの人に感染する危険性があるため、お互いにうつさないようにする思いやりが大切。

基本的な予防法

　新型インフルエンザに対して、特別な予防法というものはなく、かぜや季節性インフルエンザの予防法と同じです。手を洗う（接触感染予防）、マスクを利用する（飛沫感染予防）、うがいをする（口の中をきれいにする）、そして規則正しい食事や生活のリズムを心がける、慢性疾患を上手にコントロールするなどが主なものとなります。そして新型インフルエンザの流行中に麻疹や百日咳にかかってしまっては泣きっ面に蜂ですから、普段の予防接種をきちんとやっておくことなどが大変重要なことです（p.43 ～ 51参照）。

　マスクも病原体の侵入を防ぐバリアとしての意味はありますが、感染経路のところでも述べたように、広い空間にウイルスが漂っているわけではないので、人で込み合っているところ以外ではその必要性はだいぶ低いと思われます。しかし、ウイルスを出す側の人、つまりインフルエンザのような症状のある人が早めにマスクをつけることは、ほかの人への広がりを防ぐ予防効果が高いと思われます。これが思いやりのせきエチケットです（p.46 ～ 47参照）。

　部屋や教室などの環境の整備は、通常の清掃、換気などで十分です。明らかに症状のある人が触れたドアノブ、せきやくしゃみが飛び散った場所などをアルコールでふき取ることは有効ですが、胃腸炎等を起こすノロウイルスのように、接触感染することを恐れすぎる必要はないと思います。

ワクチン

　2009〜2010年にかけてのインフルエンザシーズンに、季節性と新型が混合して流行するのか、新型が中心になるのかは、現時点（2009年10月）では不明です。したがって、季節性への予防も必要となるため、これまで通り季節性インフルエンザの予防接種は重要です。ただし、2009〜2010年シーズン用の季節性のワクチンは、新型インフルエンザワクチン製造のために、予定量の80%程度の製造量になる見込みですので、お年寄りやハイリスクの方への接種が優先になります。

　新型インフルエンザワクチンは国内での製造が進められており、製造量は2700万人分ほどです（p.52〜53参照）。限られた量を有効に使うためには、重症になりやすい人に優先的に予防接種を受けてもらうようになることでしょう（2009年10月現在）。

　また、国内産と作り方が異なる外国産のワクチンの輸入についても検討中ですが、本書が読まれるころには結論が出ていることでしょう。

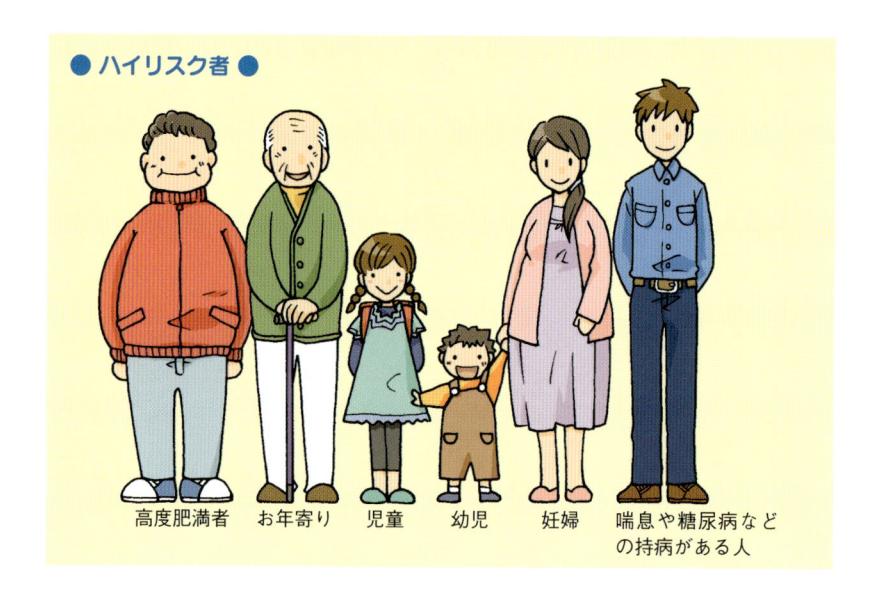

● ハイリスク者 ●

高度肥満者　お年寄り　児童　幼児　妊婦　喘息や糖尿病などの持病がある人

休校・休園

　新型インフルエンザの発生当初は、患者が出ていない学校・園・保育園などの休校・休園も一斉に行われましたが、病気の様子が分かってきた現在では、「病気の発生はやむを得ないがそこまでの対策は必要がない」とされています。季節性インフルエンザで休校・休園があり得るのと同様、新型インフルエンザも患者が増えてきたときは、学級閉鎖あるいは学年閉鎖、あるいはその学校・園などの休校・休園はあり得ることです。患者発生何名で学級閉鎖というような明確な基準は現在（2009年10月）のところありませんが、自治体単位などで作成しているところが増えてきています。

　季節性インフルエンザも同様ですが、いったんお休みにするのであれば、2、3日ではあまり意味がなく、最低でも4日間、できれば土日をはさんで1週間の閉鎖が感染の広がりを防止する効果があります。

予防の基盤は「思いやり社会」

　この第4章を読めば、新型インフルエンザといえども、基本的な対策はいつもの季節性インフルエンザ対策の延長にあることがお分かりいただけると思います。

　インフルエンザは、季節性であっても新型であっても、多くの人はほぼ自然に治ります。しかし、膨大な数の人がかかります。新型インフルエンザの場合には、免疫を持っている人が少ないので、さらにたくさんの人がかかることになります。かかる人が多くなれば、たとえ全体に対する割合は低くても、重症な人、合併症を起こす人、残念ながら亡くなる人も出てきます。多くの治る人には、自分が治ればそれでいいというのではなく、それを人にうつさないようにしようという気持ちを少しでも持っていただければと思います。うつる人が少なくなれば、重くなる人、亡くなる人の数も少なくなります。新型インフルエンザや感染症の対策の基盤は、「わがまま社会」ではなく「思いやり社会」である必要があります。

おわりに

　医学というのは進歩が激しい領域です。インフルエンザという病気は、今当たり前のように小さな医院でも大病院でもどこでもすぐに検査ができて「インフルエンザウイルスが出ました」と分かり、「それではインフルエンザに効果のある薬を使いましょう」となっています。ところが、今からおよそ10年前には、検査も治療も、当たり前のようにはできない難しい病気でした。かぜもインフルエンザもほとんどは、自然に治る病気です。しかし、中にはかぜのように見えてほかの病気の始まりであったり、かぜをこじらせ思わぬ合併症が出てきたり、インフルエンザで入院をしたり、時には亡くなる人もいます。医学の進歩は、このような不幸を少しでも少なくします。分かっているようで分からないことがまだあるかぜとインフルエンザ、多くの人がかぜにもインフルエンザにも上手にかかり、上手に防ぐことができるようになれば幸いです。そしてこの本を読んだ人の中から、かぜとインフルエンザの不明なところをさらに解決できるような人が現れてくることを期待しています。

岡部　信彦

著者紹介

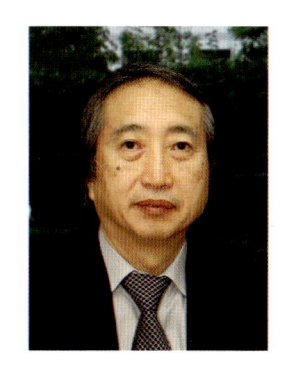

岡部　信彦
（おかべ・のぶひこ）

国立感染症研究所 感染症情報センター センター長
1971年　東京慈恵会医科大学 医学部専門課程卒業
1973年　東京慈恵会医科大学 小児科学教室 助手
1974年　帝京大学 医学部 小児科学教室 助手
1978年　Vanderbilt大学 小児科感染症ウイルス研究室 Research Associate
1980年　東京慈恵会医科大学付属病院 小児病棟医長
1982年　国立小児病院 小児科（感染科）医員
1988年　神奈川県衛生看護専門学校付属病院 小児科 部長
1991年　WHO西太平洋地域事務局 伝染性疾患予防対策課 課長
1995年　東京慈恵会医科大学 小児科学教室 助教授
1997年　国立感染症研究所 感染症情報センター 室長
2001年　国立感染症研究所 感染症情報センター センター長

著書
・『感染症』（平山宗宏共著　株式会社少年写真新聞社　1999、最新改訂版 2007）
・『予防接種』（平山宗宏共著　株式会社少年写真新聞社　2001、最新改訂版 2006）
・『動物由来感染症』（荒島康友、石川裕司、霍野晋吉、松本清司、吉田 博共著
　　　　　　　　　株式会社少年写真新聞社　2003）
・『ササッとわかる感染症』（株式会社講談社　2007）

〔写真提供一覧〕

頁	内容	提供
9	インフルエンザウイルスの顕微鏡写真	国立感染症研究所
10	ライノウイルスの顕微鏡写真	富山大学大学院医学薬学研究部ウイルス学教室 教授　白木公康先生
11	SARSコロナウイルスの顕微鏡写真	国立感染症研究所
11	アデノウイルスの顕微鏡写真	富山県衛生研究所ウイルス部
11	エンテロウイルスの顕微鏡写真	国立感染症研究所
17	鳥インフルエンザウイルスの顕微鏡写真	農研機構動物衛生研究所
20	SARSコロナウイルスの顕微鏡写真	国立感染症研究所
21	肺炎マイコプラズマの顕微鏡写真	株式会社超微形態研究所
21	マイコプラズマ肺炎のレントゲン写真	泉川病院院長　泉川欣一先生
31	線毛の顕微鏡写真	株式会社超微形態研究所
33	マクロファージの顕微鏡写真	株式会社超微形態研究所
37	脾臓の写真（2点）	北澤吉昭先生
38	咽頭の写真	佐久間小児科医院理事長　佐久間孝久先生 著『ATLAS SAKUMA』
47	線毛の顕微鏡写真	株式会社超微形態研究所

かぜと新型インフルエンザの基礎知識

2009年11月1日　初版第1刷 発行

著　　者　　岡部 信彦
発 行 人　　松本 恒
発 行 所　　株式会社　少年写真新聞社
　　　　　　〒102-8232　東京都千代田区九段北1-9-12
　　　　　　TEL 03-3264-2624　FAX 03-5276-7785
　　　　　　URL http://www.schoolpress.co.jp/
印 刷 所　　図書印刷株式会社
　　　　　　©Nobuhiko Okabe 2009 Printed in Japan
　　　　　　ISBN978-4-87981-326-8 C0037

スタッフ　DTP：金子 恵美　校正：石井 理抄子　写真：森 建吾　イラスト：中村 光宏・井元 ひろい　編集長：野本 雅央

定価はカバーに表示してあります。本書を無断で複写・複製・転載・デジタルデータ化することを禁じます。
落丁・乱丁本は、お取り替えいたします。